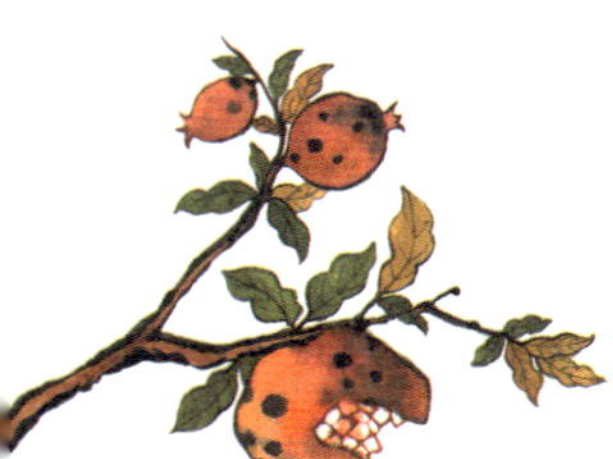

소중한 시간을 함께할 아름다운 동행

치매환자를 위한 기억여행

가을

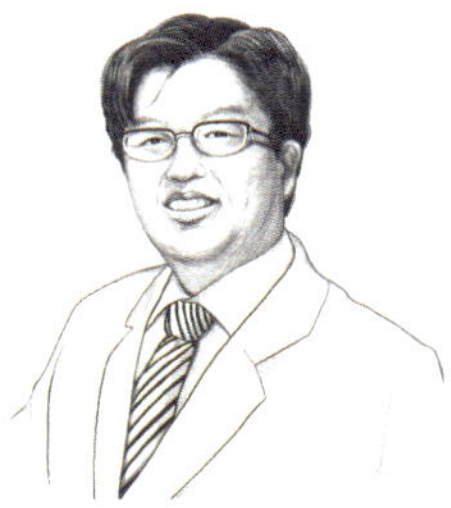

김 기 웅

분당서울대학교병원 치매 및 인지장애센터 책임교수
서울대학교 자연과학대학 뇌인지과학과 교수
중앙치매센터장
한국노년신경정신약물 학회장

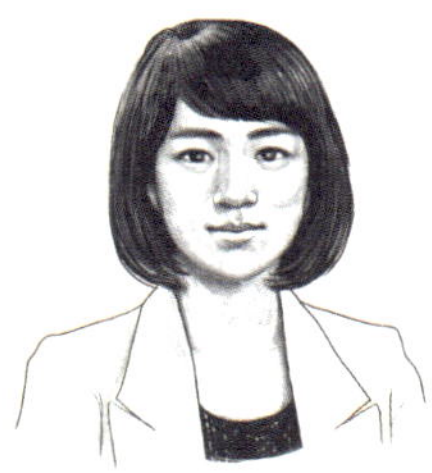

이 정 원

분당서울대학교병원 치매 및 인지장애센터 연구원

치매환자를 위한 기억여행

첫째판 1쇄 인쇄 | 2014년 3월 25일
첫째판 1쇄 발행 | 2014년 4월 10일

지 은 이 김기웅, 이정원
발 행 인 장주연
출 판 기 획 이혜옥
편집디자인 차명원
표지디자인 전선아
일 러 스 트 이혜옥, 문승호, 이호현, 김봉준, 장주희
발 행 처 군자출판사
등록 제 4-139호(1991. 6. 24)
본사 (110-717) 서울특별시 종로구 창경궁로 117 (인의동) 동원빌딩 6층
전화 (02) 762-9194/5 팩스 (02) 764-0209
홈페이지 | www.koonja.co.kr

ISBN 978-89-6278-871-6 세트
정가 100,000원

치매환자를 위한

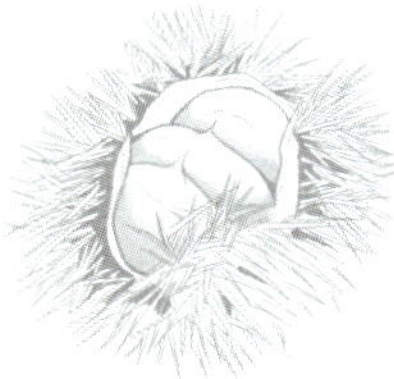

기억여행

가을

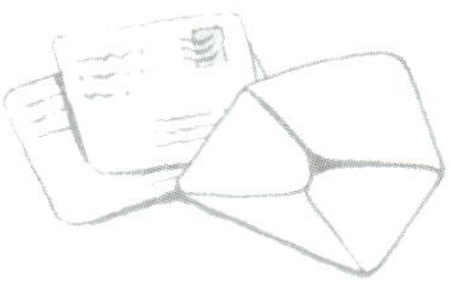

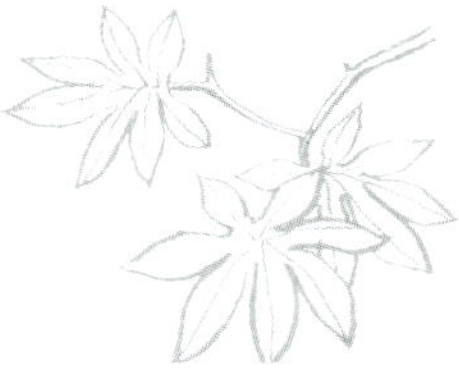

김기웅 | 이정원

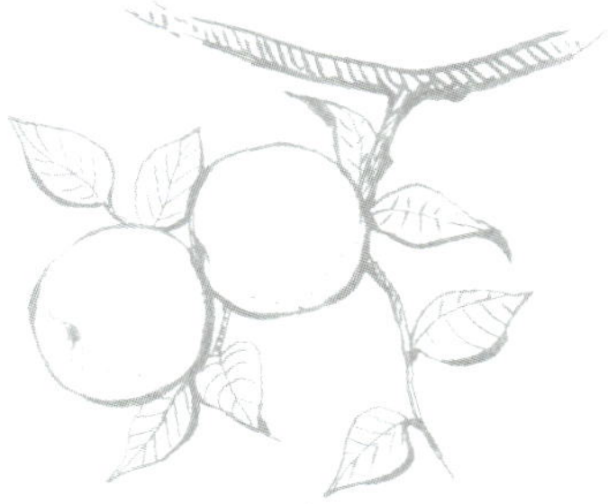

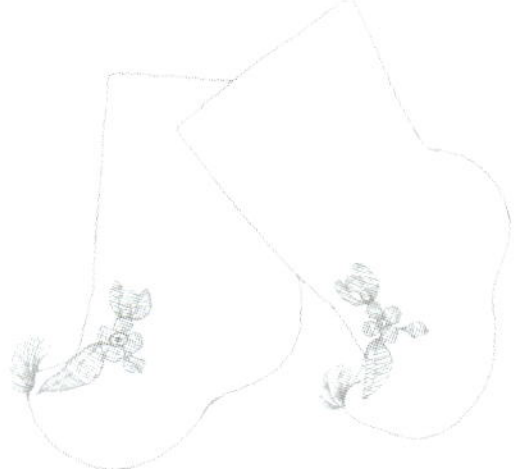

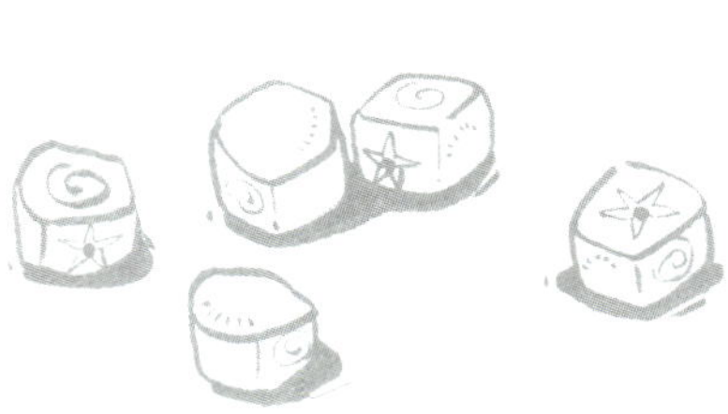

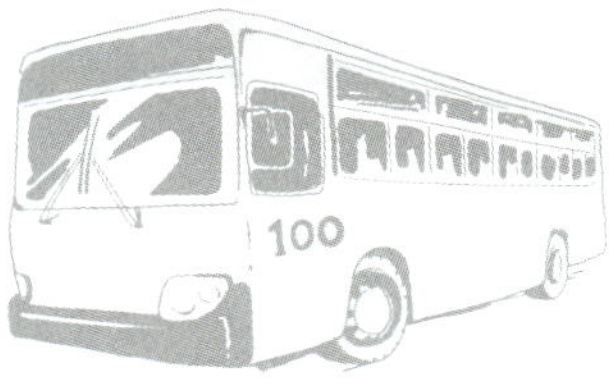

군자출판사

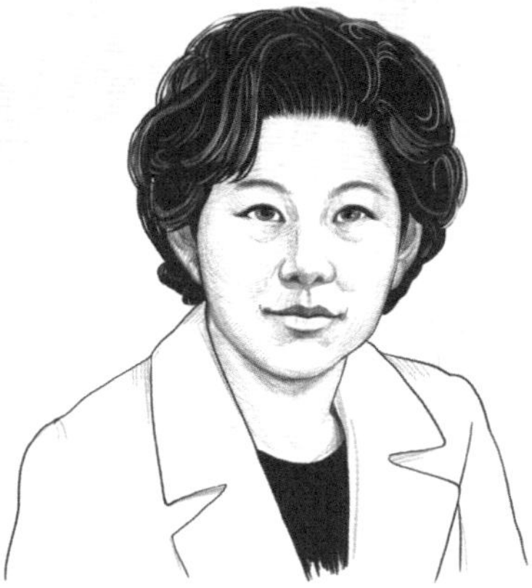

엄마를 알아가는 과정

삼년 전, 어머님이 치매 진단을 받은 지인으로부터 전화를 받았습니다. 답답한 마음에 이것저것 의논하며 열심히 함께 방법을 찾아보았습니다. 지인의 어머님은 유명하신 치매전문의에게 진료를 받고 있었고 장기요양등급이 되셔서 요양보호사가 파견 된 서비스를 받고 계셨습니다. 함께 사는 따님은 어머님을 치매지원센터에도 모시고 가고 본인도 치매 가족 훈련을 받는 등 모든 방법을 다 동원하여 정성을 다해 어머님을 모시고 있어 제가 해드릴 수 있는 것은 별로 없었습니다.

치매 환자를 이해하고, 치매 환자에게 중요하고 익숙한 환경에서 지속적으로 따뜻한 사람들에 둘러싸여 생활하고 계셨기 때문입니다. 그러나 잇따르는 어머님의 낙상, 뇌경색등의 발병과 돌발 행동에 따님의 하루하루는 정말 힘겹고 지쳐 많이 안타까웠습니다.

저는 치매전문의가 쓴 이 책을 따님께 선물하려 합니다.

아픈 어머니를 책임감으로 돌보는 것이 아니라 어머니와 따님이 함께 엄마를 알아가는 여정으로 시작해 보라고 권하고 싶습니다. 서로 부드럽게 손을 잡고 체온을 나누면서, 산책하실 수 있으면 밖으로 나가고, 누우셨으면 햇살 바른 창가에서 이 책을 펴보길 권하고 싶습니다.

이 책은 치매에게 반응하는 것이 아니라 어머니에게 말걸기를 어떻게 해야 하는지를 하나씩 안내하고 있습니다. 엄마가 입을 떼기 시작하면 아마도 내가 얼마나 엄마를 몰랐는지 깜짝 놀라게 될 것입니다. 병에 감춰진 엄마를 통해 또 자신도 돌아보면서 지친 마음이 절로 추스려 지리라 기대합니다.

이 책이 치매어르신을 돌보는 일을 하는 사회복지사로서 아픈 어르신들 뿐 아니라 부모님을 모시는 많은 분들에게 사용되기를 추천합니다.

더 늦기 전에 부모님을 온전히 알게 되는 길잡이가 될 것이며 그것이 나를 어떻게 성장시키는지 감동을 경험하게 될 것입니다.

한국재가노인복지협회회장 김 지 영

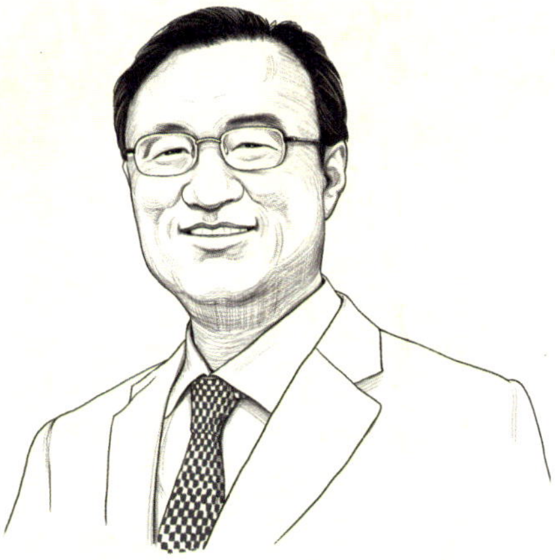

곁에 두고 함께 하는

치매 환자 가족들을 만나다 보면 '환자를 위해 내가 무엇을 해야 하나요?'라는 질문을 많이 받게 됩니다.

의외로 답은 정해져 있습니다. 환자 혼자 우두커니 방치되어 있는 시간을 줄이는 것. 관심을 가지고 적절한 신체적, 정서적, 지적 자극을 제공하는 것이 그것입니다.

그렇지만 치매 환자와 함께 쉽지 않은 하루하루를 견뎌나가야 하는 가족들에게 이런 답은 손에 잡히지 않게 막연합니다.

'치매환자를 위한 기억여행'은 치매 환자가 방치되지 않도록 가족들이 도움이 되는 지적 자극들을 주고자 할 때 한 손에 들고 바로 활용해 볼 수 있는 구체적인 방법을 담고 있습니다. 꼭 가족이 아니더라도 치매 환자와 의미 있는 시간을 나누고 싶은 분들이라면 누구라도 활용해보라고 권하고 싶은 책입니다.

서울대학교병원 치매클리닉 책임교수 이 동 영

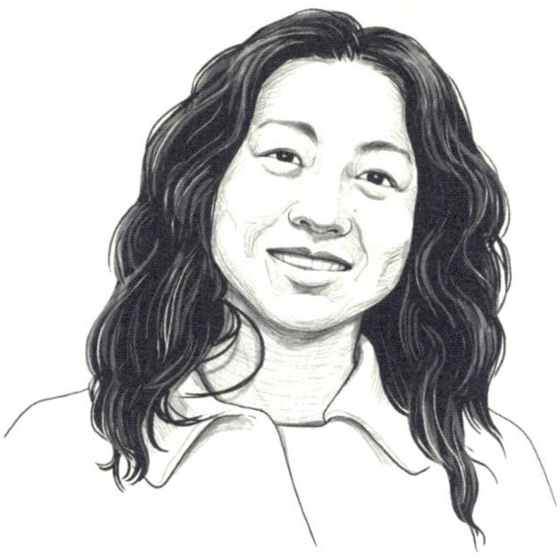

행복한 기억의 여행

우리는 남녀노소 할 것 없이 정도는 다양하겠으나 여행을 좋아하지요. 아마도 그것은 여행이 일상에서 잠시 탈출하여 자신을 묶고 있던 속박에서 벗어나 또 다른 나와 만나는 시간이며, 그 시간이 가득 충전된 에너지를 가지고 또다시 주어진 하루하루에 온 정성을 다할 수 있도록 끌어주는 묘한 매력이 있기 때문일 겁니다.

'치매환자를 위한 기억여행'은 그 여행의 즐거움을 나 혼자가 아닌, 내 곁에서 가깝게 혹은 멀리 있는 치매환자와 함께 나눌 수 있도록 너무나도 친절하게 안내해 준다는 점에서 그 매력과 가치가 있습니다. 치매환자와 무언가에 대해 도란도란 이야기를 나눈다는 것은 정말 어려운 일이며 웬만한 인내심과 노력이 없이는 불가능합니다. 또한, 그러한 순간들을 매번 곁에서 지켜보며 가슴아파할 가족의 마음은 제3자인 우리들이 감히 헤아릴 수가 없다는 것은 너무도 잘 알려진 사실입니다. 따라서, 치매환자와 가족이 현재라는 시간의 속박에서 벗어나 기억의 자락마다 숨어있는 이야기 속으로 함께 여행을 떠날 수 있다는 것은 생각만으로도 기쁘고 설레는 일입니다. 그 설레임이 즐거움과 행복한 경험으로, 충만한 삶의 에너지로 바뀌어, 가끔씩은 포기해 버리고도 싶은 치매와의 줄다리기에서 끝까지 최선을 다 할 수 있도록, 손자병법과도 같은 전략이 이 책 속에 있습니다.

'치매환자와 함께하는 기억여행'은 봄, 여름, 가을, 겨울의 4계절에 따라 다양하게 구성된 주제별 사진을 중심으로 치매환자가 시각, 청각, 후각, 촉각을 통해 익숙했던 옛 기억을 떠올리고 그 기억에 대한 이야기를 할 수 있도록 각 사진에 대한 단계별 질문들이 있으며, 치매환자의 답변에 따라 적절하게 반응할 수 있는 가족의 응답 예시도 포함되어 있습니다. 치매환자와 가족이 함께 나눌 수 있는 이야기와 활동의 주제가 이 책속에 무궁무진하게 담겨 있으며, 숙련도의 정도와 상관없이 마음만 있다면 누구나 이 책을 쉽게 활용할 수 있다는 것이 또 하나의 장점이라 생각됩니다. 마지막으로, 이 책을 만나는 모든 치매환자와 가족이 행복한 기.억.여.행.을 떠날 수 있길 기대해 봅니다.

고려대학교 간호대학 교수 송 준 아

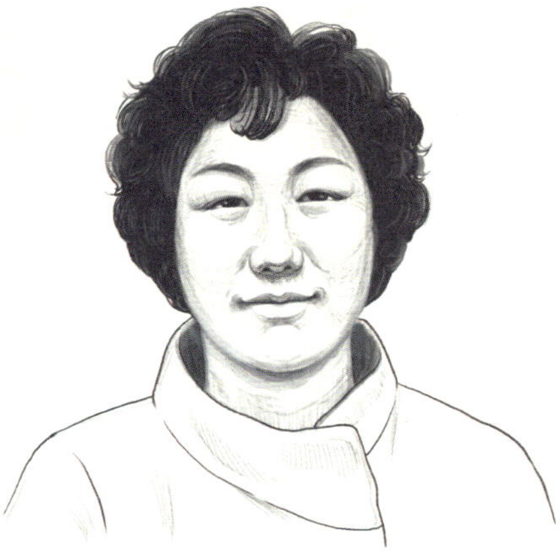

회상으로 치유하다

치매환자가 의미 있는 활동에 참여하면 기억력, 지남력 등의 인지기능과 자신의 문제행동을 인식하고, 그에 대한 대처방법 및 수행기술을 증진시킴으로써 일상생활에서의 기능적인 독립성이 향상될 수 있습니다. 또한 이러한 활동에 보호자가 함께 참여하거나 참여할 수 있도록 도우면 돌봄으로 인한 우울감과 돌봄 부담이 감소될 수 있습니다.

치매환자의 인지기능증진을 위한 의미 있는 활동 중에서 회상활동은 과거의 경험과 기억을 재생하는 활동으로 자신과 관련된 물건, 경험 등에 대하여 이야기함으로써 인지기능을 자극하고 과거 긍정적인 자아상을 다시 한 번 느껴보도록 하는 활동입니다. 치매환자와 보호자가 함께 유쾌한 경험을 회상하여 이야기하면 기억을 공유하고 서로를 지지하게 됨으로써 긍정적인 심리적 효과와 함께 환자와 보호자간의 이해와 공감을 촉진시킬 수 있습니다.

치매환자를 위한 기억여행은 계절별로 24개씩 총 96개의 주제가 제시되어 있어서 날자, 계절 등 치매환자가 초기부터 혼란스러워하는 시간에 대한 인식훈련과 함께 회상을 유도할 수 있도록 다양한 질문이 제시되어 있어서 처음 기억여행을 접하는 치매환자와 보호자도 쉽고 즐겁게 회상활동을 할 수 있도록 구성되어 있습니다.

치매환자를 위한 기억여행은 기존의 회상활동 책에서는 다루지 못했던 내용을 제시하고 있습니다. 회상주제와 공통점이 있는 사진과 없는 사진을 함께 제시하여서 관련성을 찾는 활동단계는 주의력, 판단력, 집행기능 등 치매환자의 인지기능 증진에도 도움이 될 것입니다. 특히 주제와 관련해서 치매환자와 가족이 함께 해볼 수 있는 활동을 제시하고 사진과 같은 활동의 결과물을 붙이거나 확인할 수 있도록 구성된 활동단계는 실제적인 생활에서의 기능증진에 많은 도움이 될 것입니다.

궁극적으로 치매중증으로의 진행 속도를 늦추고, 보호자의 돌봄 부담을 감소시킴으로써 삶의 질 향상에 많은 도움이 될 것이기에 치매환자 가족과 관련 전문가에게 기쁜 마음으로 적극 추천하는 바입니다.

전국대학작업치료교수협의회장 정 원 미

치매환자를 위한 기억여행

잃어버린 시간을 찾아서

'The 36-Hour Day'(36시간 같은 하루), 미국 국립노화연구소에서 치매 환자를 돌보는 분들을 위해 제작한 안내서의 제목입니다. 치매 환자를 돌보는 것이 그만큼 힘들다는 뜻 일겁니다.

다른 노인병 환자들과는 달리 치매 환자가 유독 돌보기 어려운 데에는 여러 가지 이유가 있습니다. 우선 치매 환자가 스스로 치료 행위를 할 수 없는 경우가 많아 치료 자체를 본인보다는 가족이 나서서 해야 하는 경우가 많습니다. 또 치매 환자는 일상생활의 상당 부분을 스스로 수행할 수 없어 치료뿐만 아니라 생활 자체도 가족의 도움이 필요합니다. 우리나라의 경우, 가족이 치매 환자를 돌보는데 쓰는 시간과 비용은 연간 2,500시간과 2,000만원에 이릅니다.

가족을 더욱 힘들게 하는 것은 치매는 아직 완치 가능한 치료제가 없다는 사실입니다. 꾸준히 약물 치료를 해도 어쩔 수 없이 조금씩 약해져가는 내 아내, 내 남편, 내 부모님을 위해, 36시간처럼 길기만 한 하루하루를 좀 더 즐겁고 지혜롭게 보낼 방법은 없는 걸까요? 가족이 하루하루를 어떻게 설계해야 치매 환자에게 도움이 될까요?

저는 '치매 환자를 위한 기억 여행'이 치매 환자 가족들의 이런 바람에 작은 희망이 될 수 있었으면 합니다. '치매 환자를 위한 기억 여행'은 가정에서 가족들이 치매 환자를 위한 '회상요법(reminiscence therapy)'을 간편하고 효과적으로 시행할 수 있도록 개발된 교재입니다. '회상요법'이란 치매 환자가 간직하고 있는 오랜 기억을 매개로 뇌를 자극하여 환자의 기억력과 기분을 개선시킬 수 있는 치료법입니다. 이 교재는 치매 환자와 가족이 함께 간직하고 있을만한 기억을 직접 자극할 수 있는 사진이나 그림들과, 치매 환자와 함께 대화를 풀어나갈 표준 질문들, 회상에 이어 기억이나 판단력을 강화시키는 보조 질문들, 회상을 기반으로 함께 해볼 수 있는 실내 또는 실외 활동들로 구성되어 있어, 치매 환자와 가족이 회상을 통해 뇌를 자극하고, 함께 나눈 기억을 생활 속에서 재 체험 할 수 있도록 도와드립니다.

특히 특별한 교육이나 사전 지식이 없이 쉽게 따라 할 수 있도록 구성되어, 나이나 성별, 사는 곳에 관계 없이 활용할 수 있습니다.

가족 여러분, 오늘은 여러분이 사랑하는 환자분과 함께 즐거운 기억 여행을 떠나보시면 어떨까요? 어쩌면 환자보다 가족 여러분에게 더 가슴 뿌듯한 추억을 선물할지도 모릅니다. 36시간처럼 길게만 느껴졌던 하루가 12시간처럼 아쉽게 지나갈 수 있길, 하루에 한 두 시간이라도 함께 마주 잡은 오랜 기억의 끈으로 미소 지을 수 있길, 그래서 10년 후 환자분의 얼굴이 좀 더 밝고 건강하실 수 있길 빕니다.

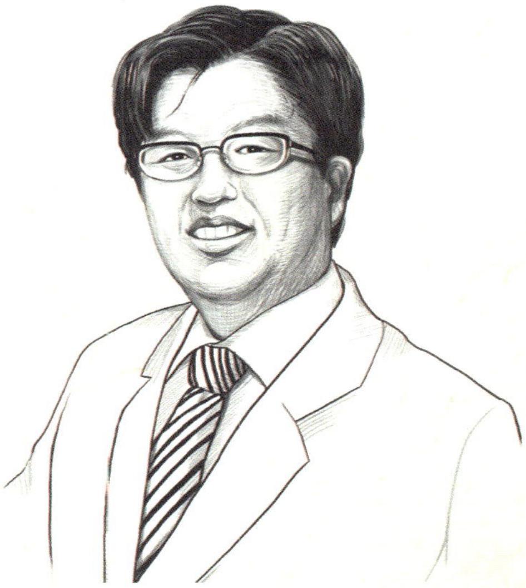

2014. 3

김 기 웅

이 책의 사용에 앞서

구성

이 책은 계절에 따라 보편적으로 접할 수 있는 1930년~1980년대의 자연, 음식, 역사 · 인생, 놀이, 문화, 생활, 환경, 색상의 여덟 가지 범주로 구성됩니다. 각각의 범주는 12가지의 하위 주제들로 구성되며, 총 96가지의 다양한 주제들이 4단계의 활동들로 이루어집니다.

- **1단계** 주제와 관련된 일반적인 정보나 자신의 경험을 자유롭게 이야기하기
- **2단계** 주제와 관련된 다양한 질문을 통해 과거의 기억을 이야기하기
- **3단계** 주제와 관련된 다양한 실내외활동을 실시하기
- **4단계** 주제와 관련된 일반적인 정보에 대한 기억을 유도하기

실시

이 책은 치매환자와 보호자가 함께하는 인지재활훈련으로 하루에 1가지 주제를 실시할 것을 권장합니다. 학습자의 요구에 따라 학습량을 주1회~7회로 조절할 수 있으며, 학습자가 본 훈련을 주2회 실시할 경우, 1년이 소요됩니다. 훈련의 실시는 봄, 여름, 가을, 겨울 순으로 순차적으로 진행해도 무방하나, 높은 학습 효과와 흥미 유발을 위해 학습자가 훈련에 참여하게 된 시점의 계절부터 실시할 것을 권장합니다.

가을 산을 붉게 물들이는 단풍나무

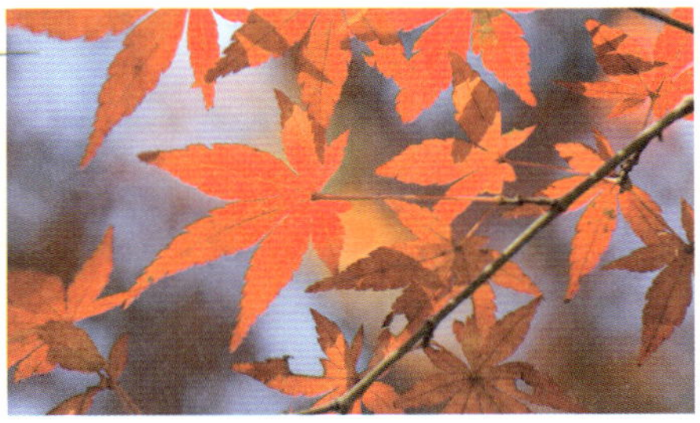

이야기해 보세요

- 무슨 나무인지 아시겠어요?
  가을이 되면 잎이 빨갛게 변하는 나무는 무엇일까요?
- 단풍 구경을 하러 산에 놀러 간 적이 있으세요?
- 단풍나무를 좋아 하셨나요?
  좋아하셨다면, 가장 기억에 남는 단풍나무 풍경에 대해 말씀해 보세요.
  좋아하지 않으셨다면, 가장 좋아하셨던 나무에 대해 말씀해 보세요.
- 단풍이 가장 아름답게 물드는 산은 어느 산 인가요?
- 단풍 나뭇잎을 책에 꽂아 말려본 적이 있으세요?
- 사진을 보고 떠오르는 생각을 자유롭게 말씀해 보세요.

가을 13

1단계 자유롭게 이야기해 보세요

사진 또는 그림을 보면서 떠오르는 생각을 자유롭게 이야기해 보세요.

2단계 이야기 해보세요

주제와 관련된 다양한 질문을 통해 과거의 기억을 이야기해 보세요.

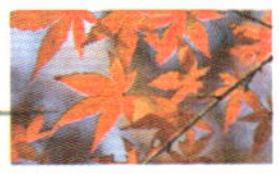

한번 해보세요

- 단풍잎을 책 사이에 끼워 누름 잎을 만들어 보세요.
- 단풍잎 모양의 책갈피를 만들어 보세요.
  색종이를 단풍잎 모양으로 자른 후 끈을 붙여 보세요.
- 주말에는 등산을 한번 해보세요.
  단풍잎이 있는지 살펴 보세요.
- 나무가 무성한 곳에 가서 나무의 냄새를 맡아 보세요.

단풍잎으로 멋진 작품을 만들어 보세요.
단풍잎을 종이에 붙인 후 색연필로 예쁘게 꾸며보세요.

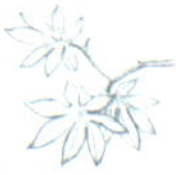

가을 15

3단계 한번 해보세요

주제와 관련된 다양한 실내외 활동을 한번 해보세요.

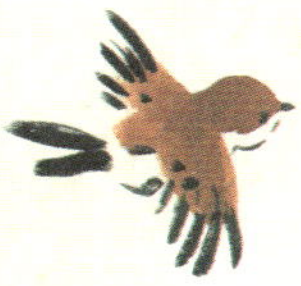

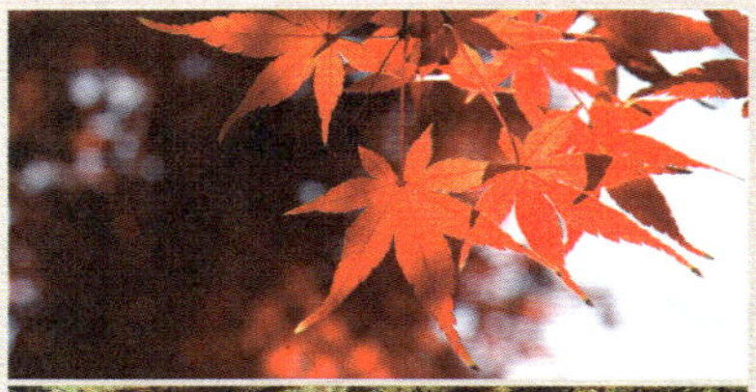

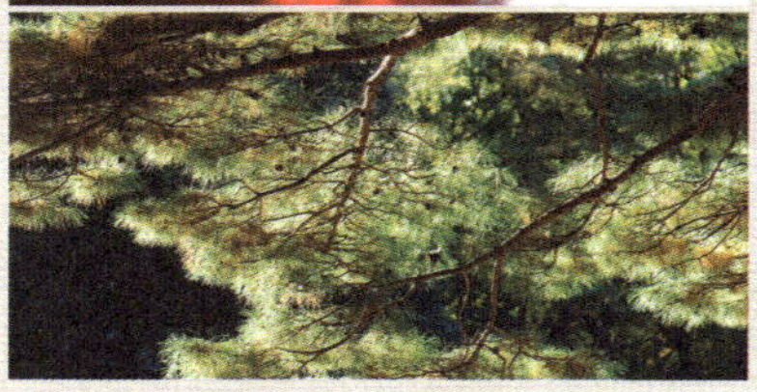

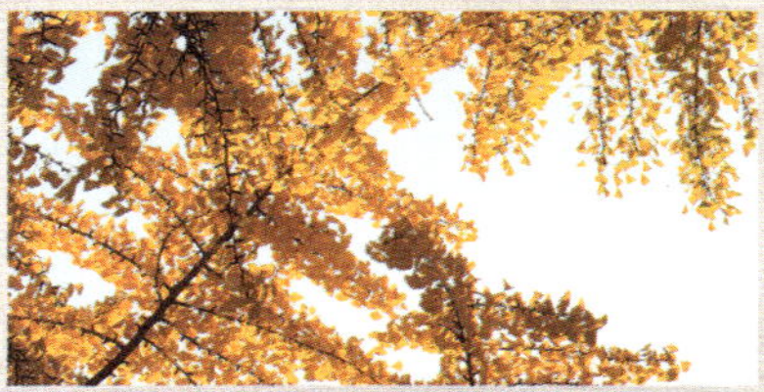

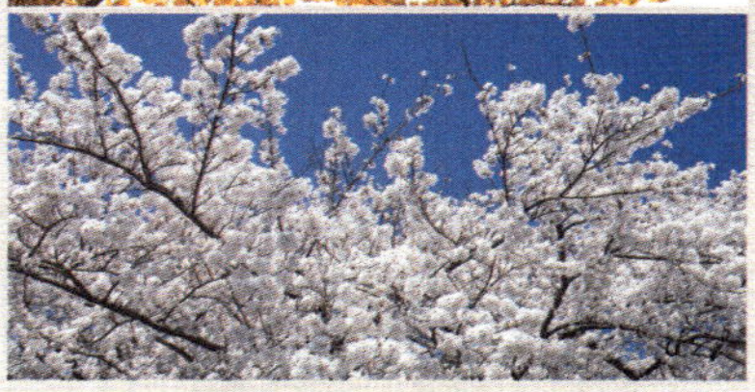

1 무슨 나무인지 아시겠어요?
나무의 이름을 한번 말씀해 보세요.

2 가을에 볼 수 없는 나무를 골라 보세요.

3 나뭇잎의 색깔이 어떻게 다른지 비교해 보세요.

4 한 겨울에도 푸른 이파리를 볼 수 있는 나무를 골라 보세요.

4단계 기억해 보세요

주제와 관련된 일반적인 정보에 대한 질문에 답해보세요.
(문항의 답안은 책의 뒷 부분에 제시되어 있습니다.)

활용법

'치매환자를 위한 기억여행'을 보다 효과적으로 활용하기 위해서는 다음의 기호를 참고하여 주세요.

가을 산을 붉게 물들이는 단풍나무

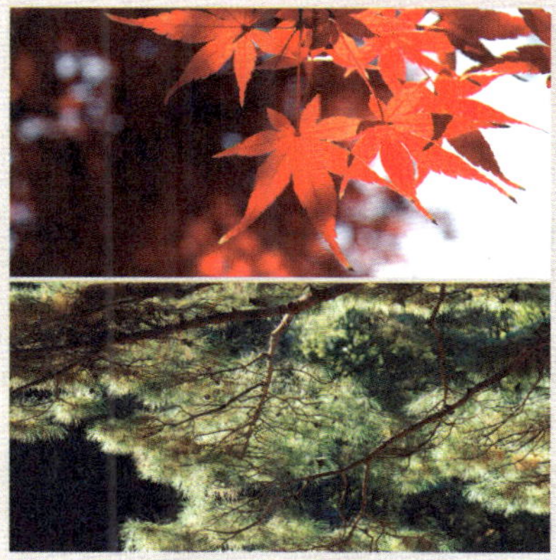

이야기해 보세요

- 무슨 나무인지 아시겠어요?
  - 가을이 되면 잎이 빨갛게 변하는 나무는 무엇일까요?
- 단풍 구경을 하러 산에 놀러 간 적이 있으세요?
- 단풍나무를 좋아 하셨나요?
  - 좋아하셨다면, 가장 기억에 남는 단풍나무 풍경에 대해 말씀해 보세요.
  - 좋아하지 않으셨다면, 가장 좋아하셨던 나무에 대해 말씀해 보세요.
- 단풍이 가장 아름답게 물드는 산은 어느 산 인가요?
- 단풍 나뭇잎을 책에 꽂아 말려본 적이 있으세요?
- 사진을 보고 떠오르는 생각을 자유롭게 말씀해 보세요.

1 무슨 나무인지 아시겠어요?
나무의 이름을 한번 말씀해 브세요.

3 나뭇잎의 색깔이 어떻게 다른지 비교해 보세요.

가을 | 13

힌트를 의미하는 기호로 학습자가 이전 질문에 적절한 대답을 하지 못할 경우, 보호자는 기호 옆의 질문을 추가로 제시하여 학습자의 기억을 유도할 수 있습니다.

학습자의 경험에 따라 질문의 내용이 달라짐을 의미하는 기호로, 두 가지 질문 중 한 가지만 선택적으로 응답할 수 있습니다.

사진을 참고해야 함을 의미하는 기호로 보호자는 상단에 제시된 사진을 하나씩 짚어가며 질문을 하고 학습자는 질문에 적절히 응답하게 됩니다.

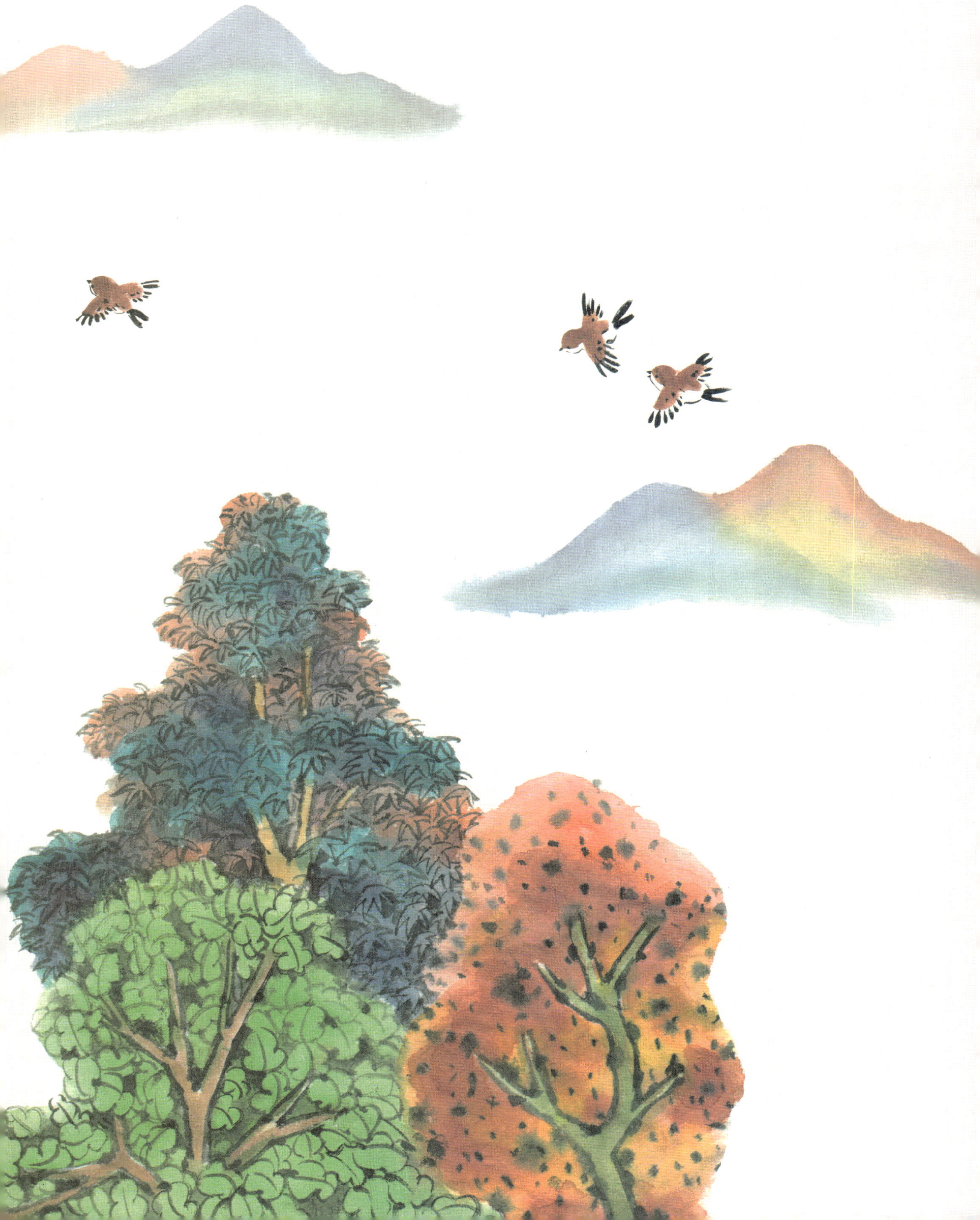

가을

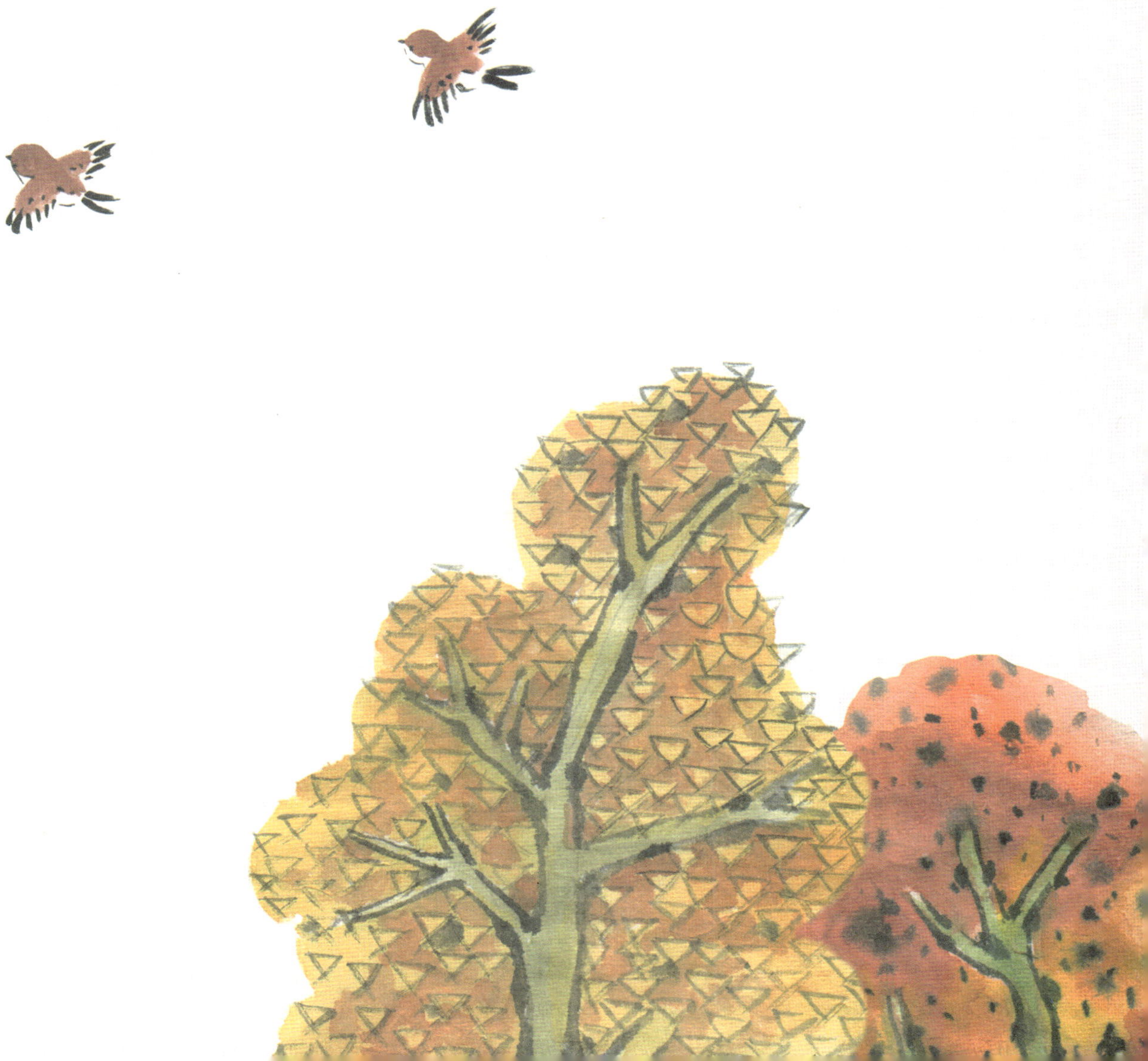

목차

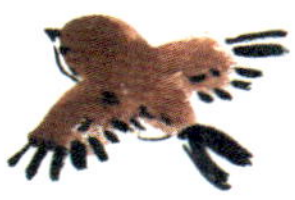

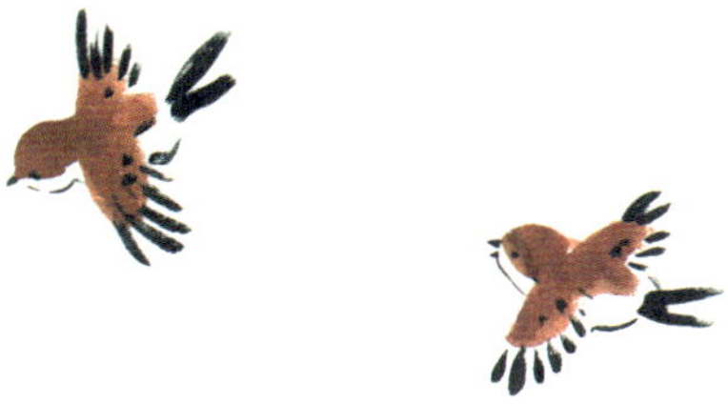

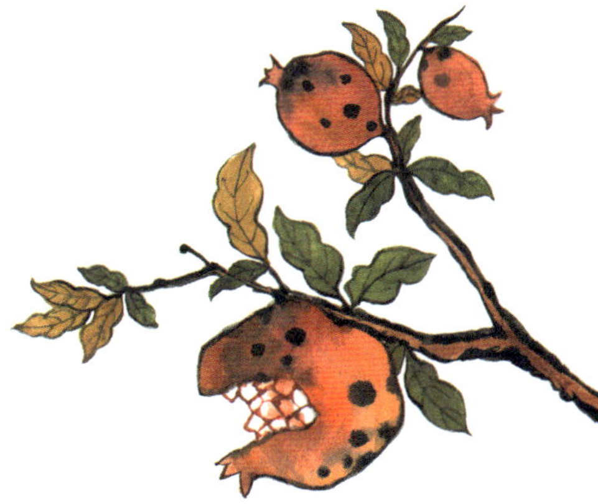

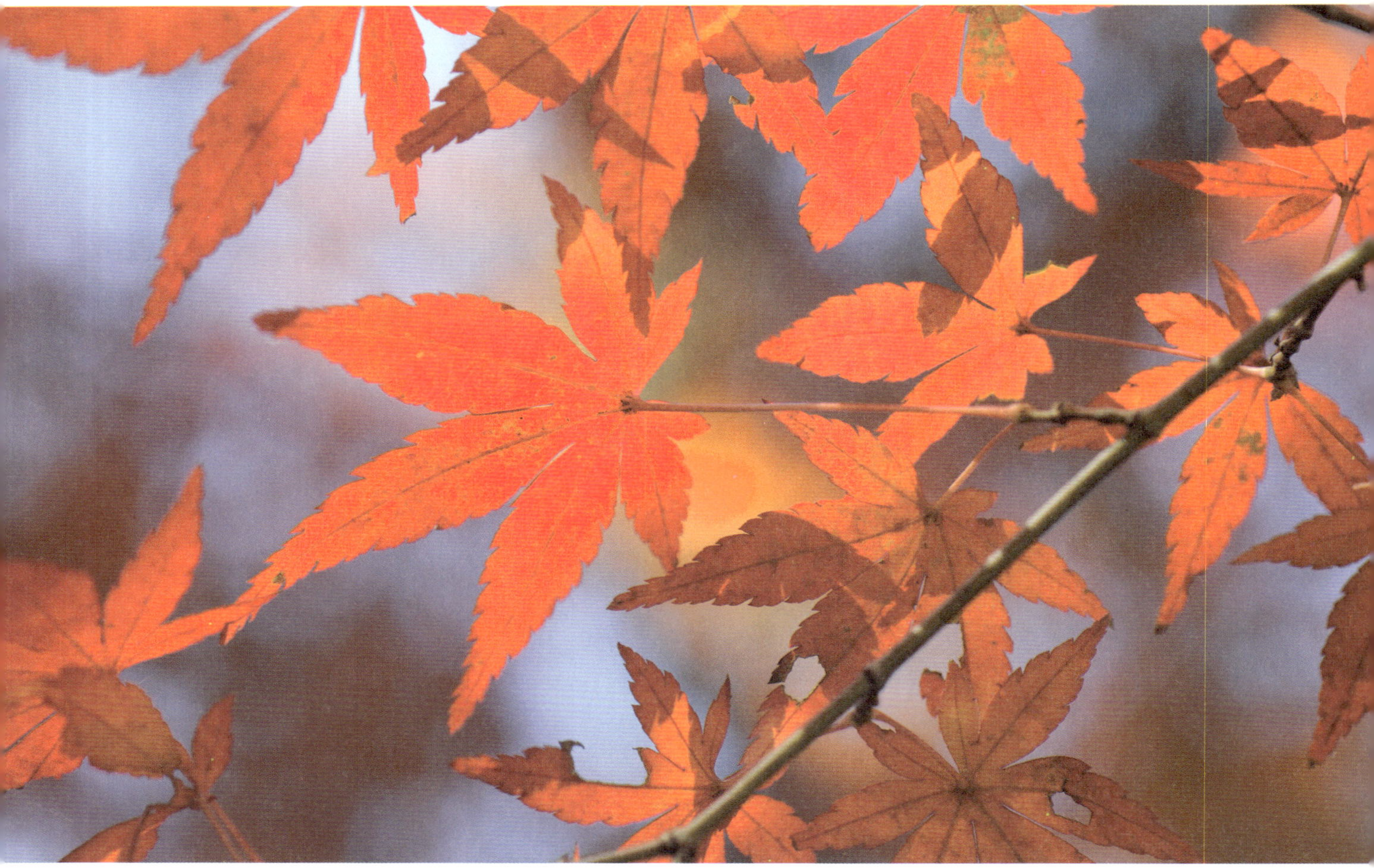

이야기해 보세요

- 무슨 나무인지 아시겠어요?

  가을이 되면 잎이 빨갛게 변하는 나무는 무엇일까요?

- 단풍 구경을 하러 산에 놀러 간 적이 있으세요?

- 단풍나무를 좋아 하셨나요?

  좋아하셨다면, 가장 기억에 남는 단풍나무 풍경에 대해 말씀해 보세요.

  좋아하지 않으셨다면, 가장 좋아하셨던 나무에 대해 말씀해 보세요.

- 단풍이 가장 아름답게 물드는 산은 어느 산 인가요?

- 단풍 나뭇잎을 책에 꽂아 말려본 적이 있으세요?

- 사진을 보고 떠오르는 생각을 자유롭게 말씀해 보세요.

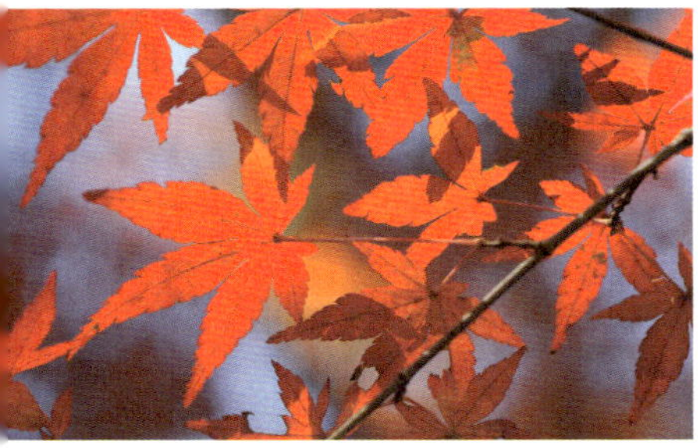

한번 해보세요

- 단풍잎을 책 사이에 끼워 누름 잎을 만들어 보세요.
- 단풍잎 모양의 책갈피를 만들어 보세요.
  색종이를 단풍잎 모양으로 자른 후 끈을 붙여 보세요.
- 주말에는 등산을 한번 해보세요.
  단풍잎이 있는지 살펴 보세요.
- 나무가 무성한 곳에 가서 나무의 냄새를 맡아 보세요.

단풍잎으로 멋진 작품을 만들어 보세요.
단풍잎을 종이에 붙인 후 색연필로 예쁘게 꾸며보세요.

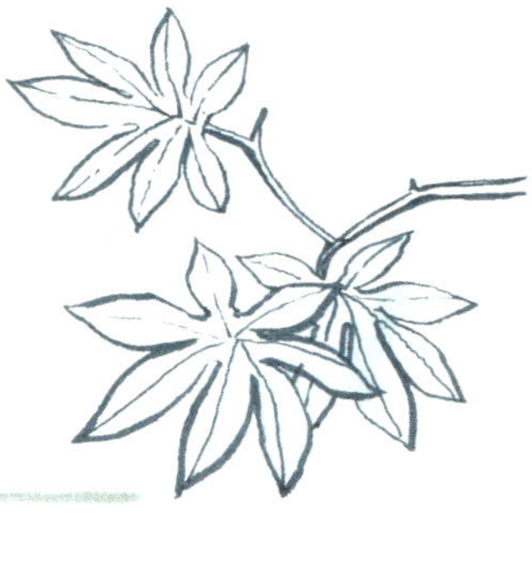

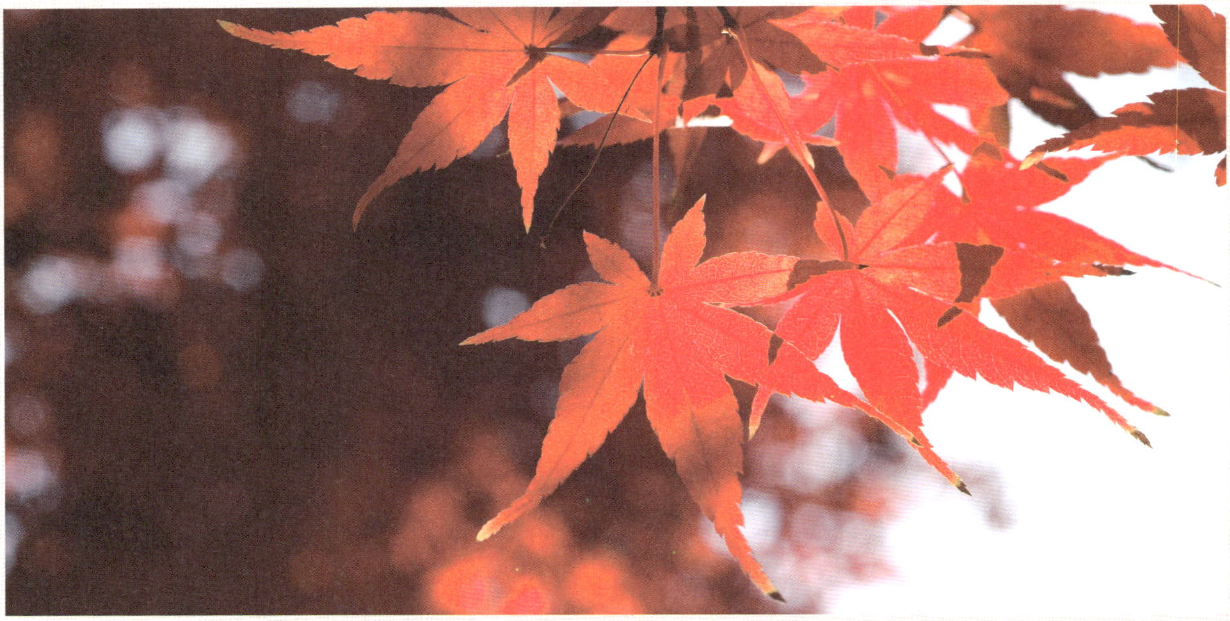

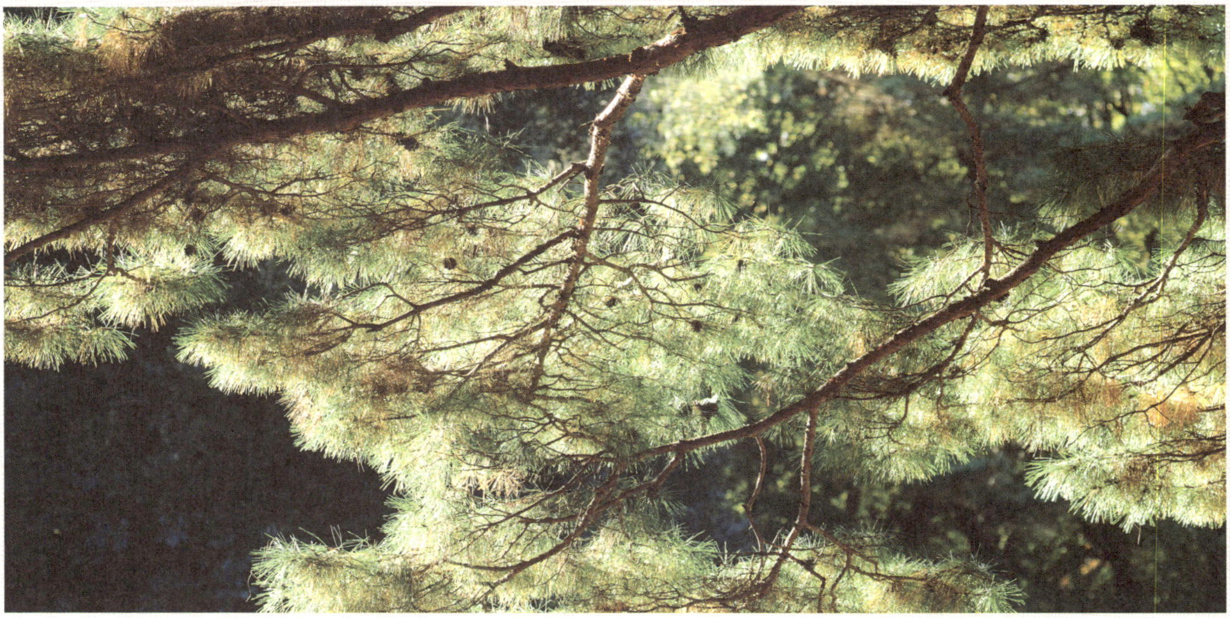

1 무슨 나무인지 아시겠어요?

나무의 이름을 한번 말씀해 보세요.

3 나뭇잎의 색깔이 어떻게 다른지 비교해 보세요.

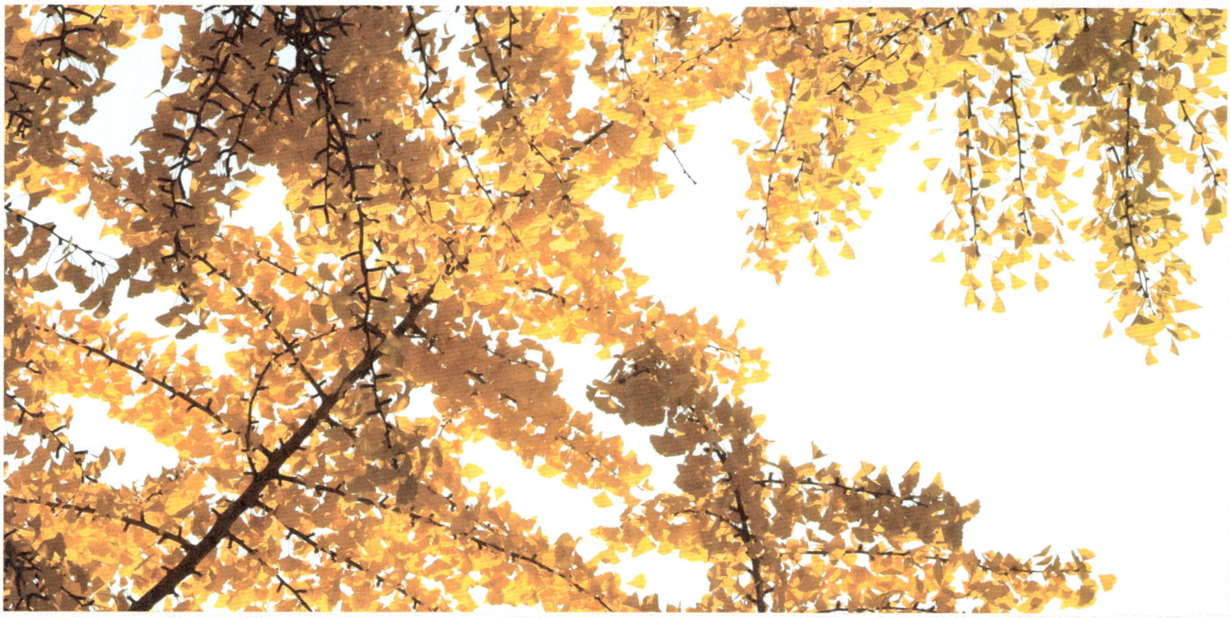

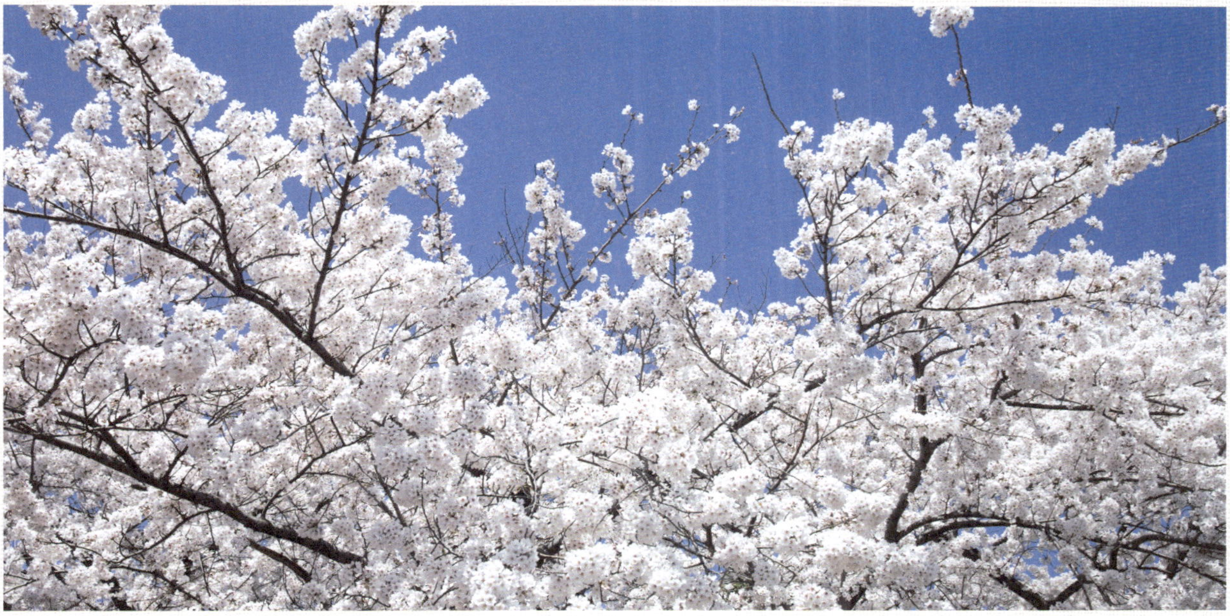

2 가을에 볼 수 없는 나무를 골라 보세요.

4 한 겨울에도 푸른 이파리를 볼 수 있는 나무를 골라 보세요.

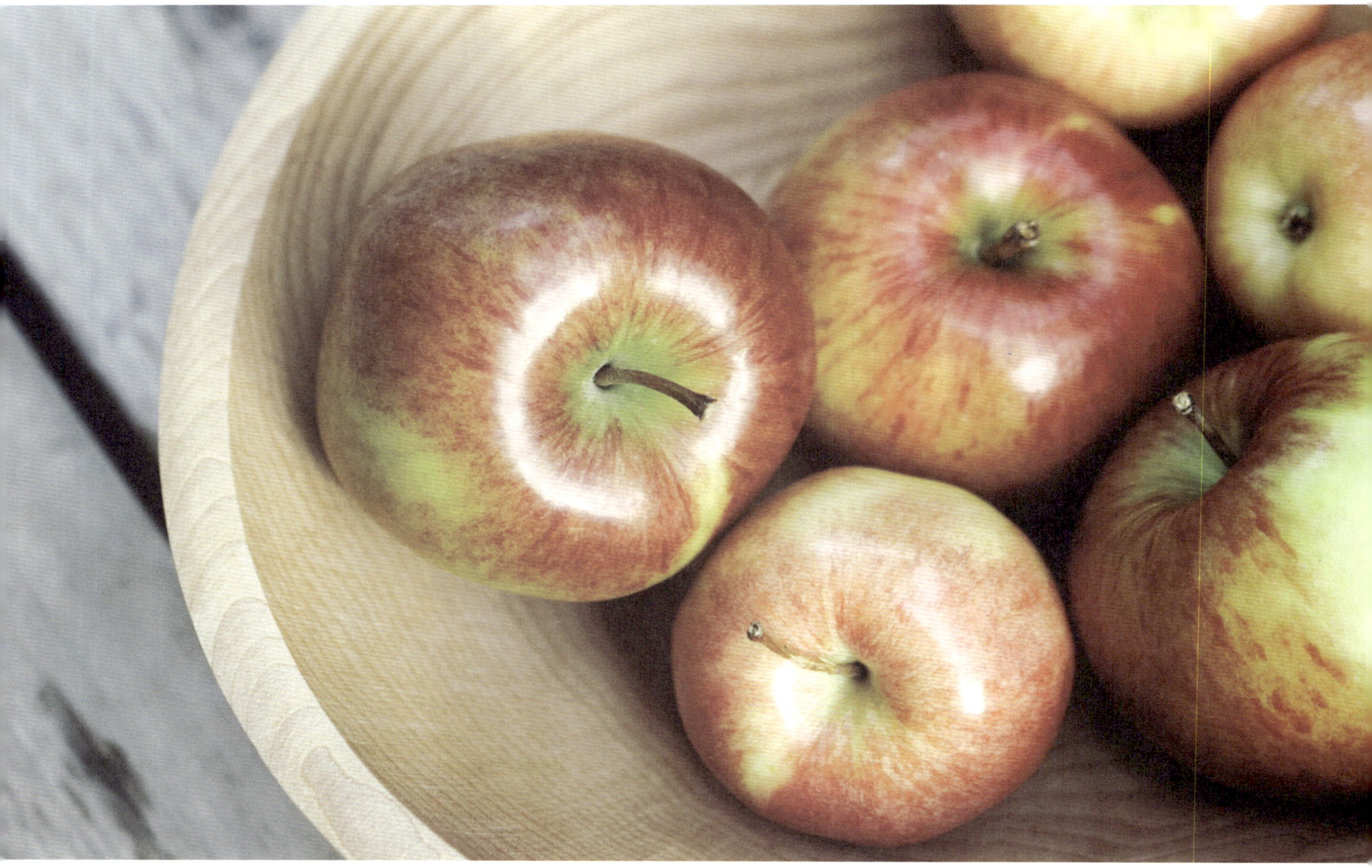

이야기해 보세요

- 무슨 과일인지 아시겠어요?

  가을에 많이 먹는 과일로 두 글자 단어인 이 과일은 무엇일까요?

- 사과를 본적이 있으시죠?

- 사과를 좋아하셨나요?

  좋아하셨다면, 사과를 얼마나 자주 드셨는지 말씀해 보세요.

  좋아하지 않으셨다면, 가장 좋아하셨던 과일의 맛에 대해 말씀해 보세요.

- 과수원에서 사과 서리를 해본 적이 있으세요?

- 사과를 껍질 채 드셔본 적이 있으세요?
  껍질 채 먹으면 어떤 맛이 나나요?

- 사진을 보고 떠오르는 생각을 자유롭게 말씀해 보세요.

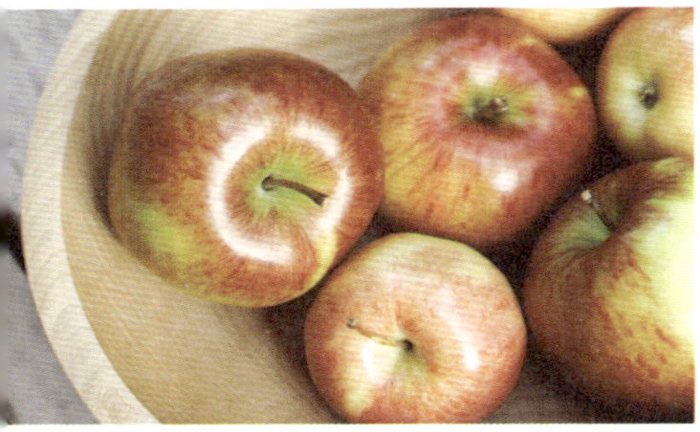

한번 해보세요

- 맛있는 사과를 깍아서 주변 사람들과 드셔 보세요.
- 사과의 향을 맡아 보세요.
  다른 과일과 사과의 향이 어떻게 다른지 비교해 보세요.
- 사과를 믹서기에 갈아서 주스로 만들어 드세요.
  깍아서 먹는 사과와 어떻게 다른지 비교해 보세요.
- 과일가게에 가서 잘 익은 사과를 골라 보세요.
  요즘 사과의 가격은 얼마인지 확인해 보세요.

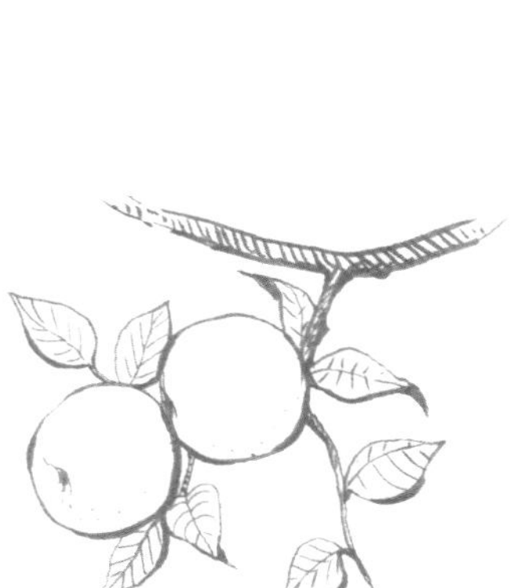

먹음직스러운 사과가 달린 사과나무를 한 번 그려보세요.

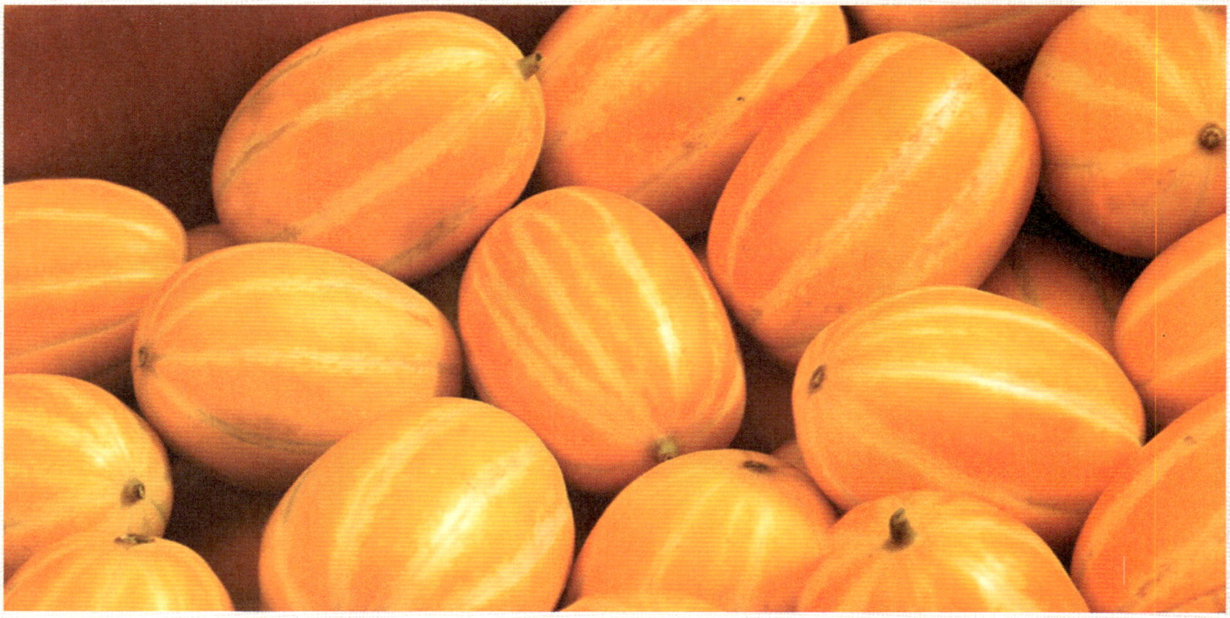

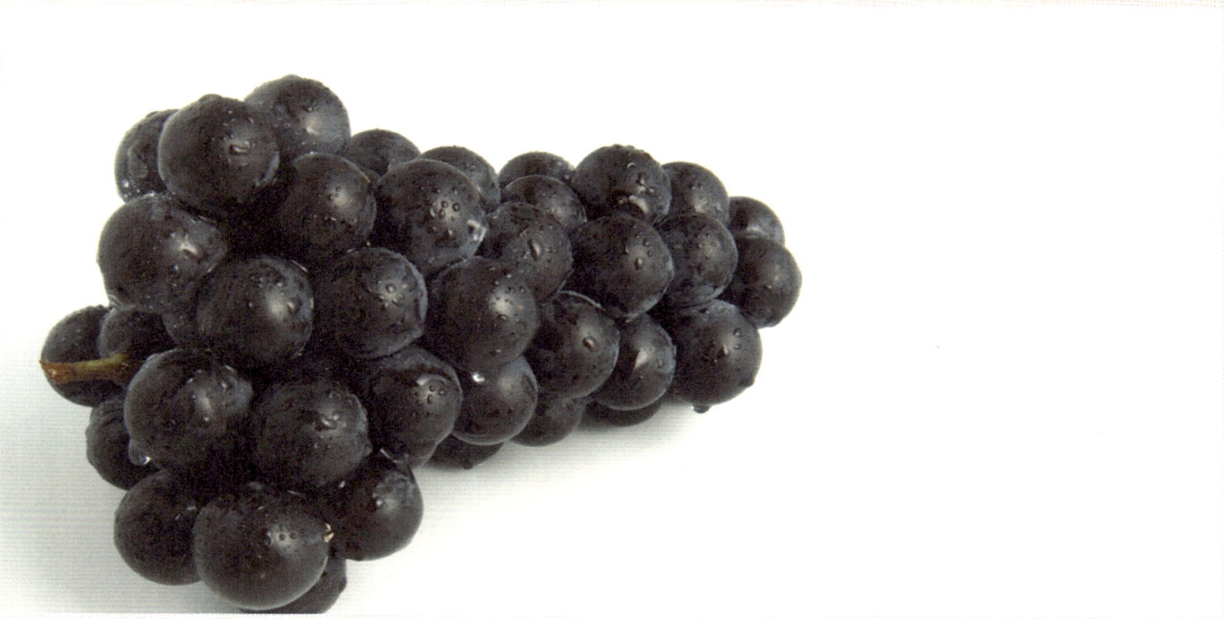

1 무슨 과일인지 아시겠어요?
과일의 이름을 말씀해 보세요.

3 과일의 색깔이나 맛이 어떻게 다른지 한번
비교해 보세요.

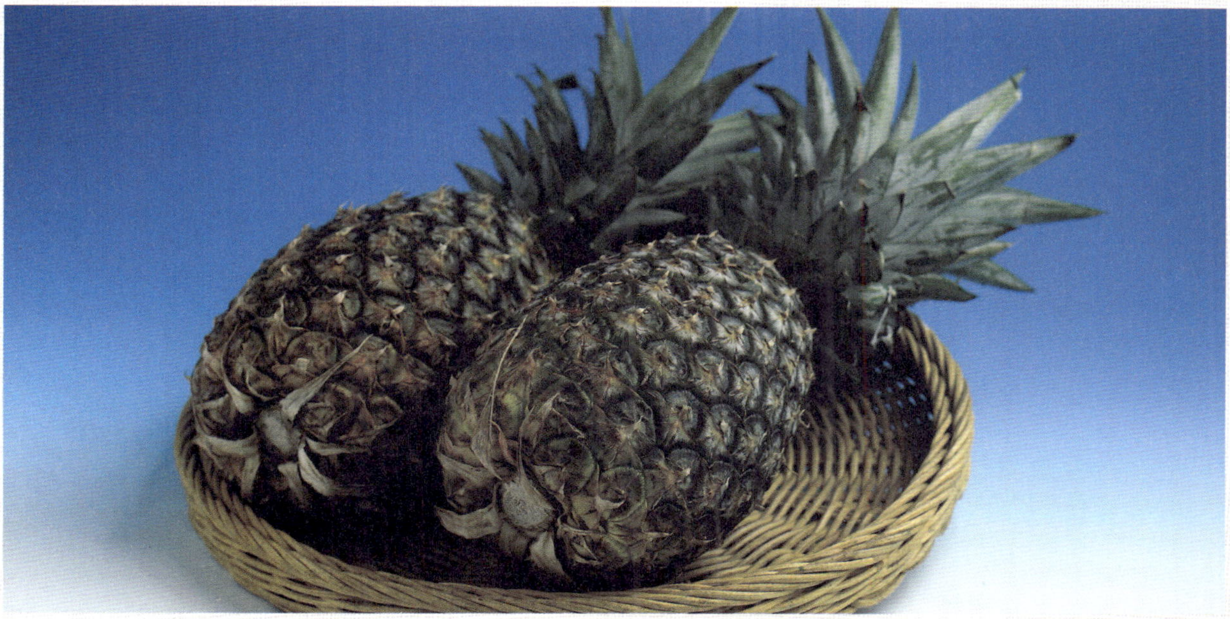

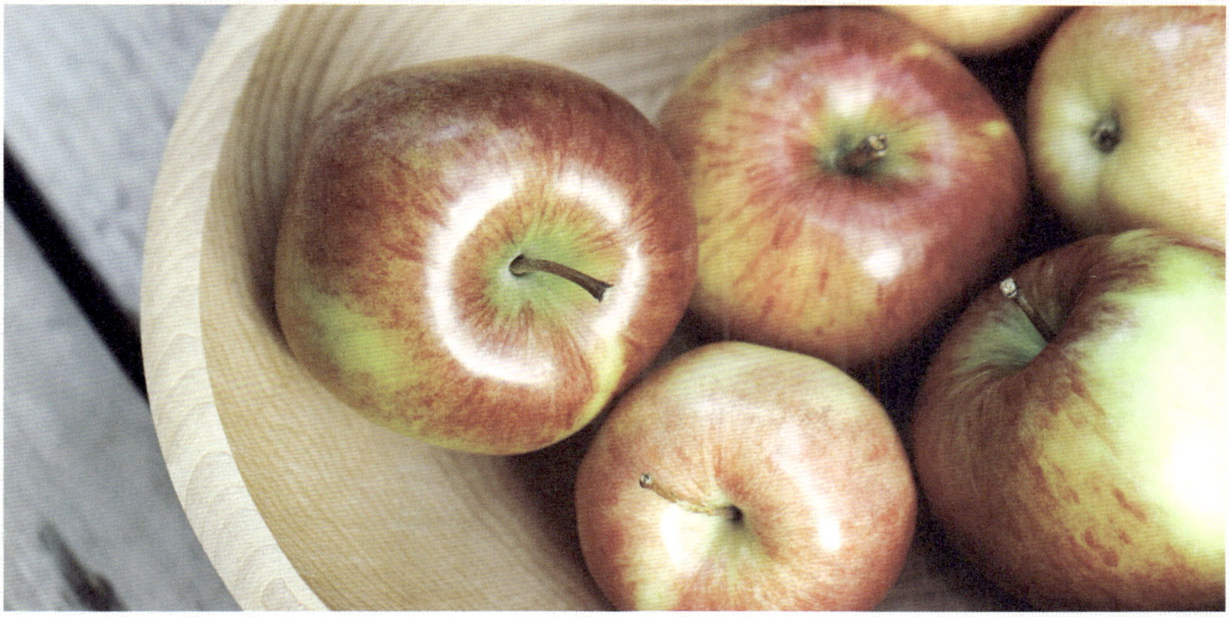

2 우리나라에서 많이 자라지 않는 과일은 무엇일까요?

4 주로 가을에 먹는 과일은 무엇인지 골라 보세요.

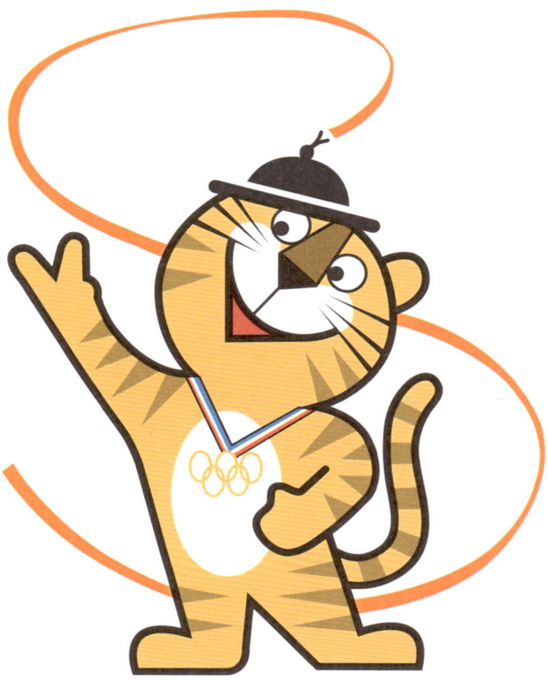

이야기해 보세요

- 호랑이의 이름을 아시겠어요?

  88 올림픽 마스코트 이름은 무엇이지요?

- 88 올림픽을 기억하시나요?
- 88 올림픽이 열린 당시 어르신께서는 몇 살이셨나요?
- 88 올림픽 때 가장 기억에 남는 선수는 누구인가요?
- 88 올림픽에서 우리나라 선수가 금메달을 땄던 경기는 무엇이었죠?
- 88 올림픽이 열리던 시기에 외국인들을 본 적이 있으세요? 어떤 모습이었는지 말씀해 보세요.
- 사진을 보고 떠오르는 생각을 자유롭게 말씀해 보세요.

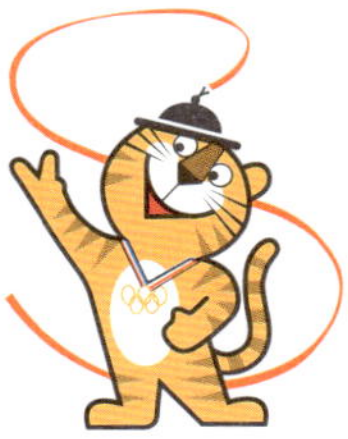

한번 해보세요

- 88 올림픽의 주제가를 한번 불러 보세요.
  가사가 기억나지 않는다면 다음 장을 참고 하세요.

- 어르신의 앨범에서 88 올림픽이 열릴 당시에 찍은
  사진이 있는지 한번 찾아 보세요.

- 가족이나 친구와 함께 좋아하는 운동 한 가지를 해보세요.

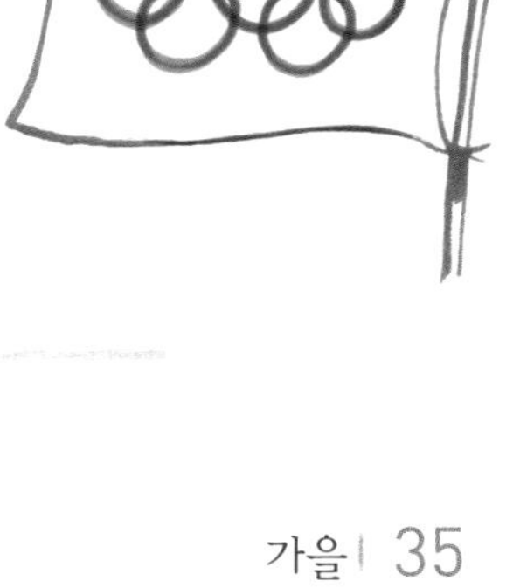

다섯개의 동그라미로 그려진 오륜기는 올림픽을 상징하는 깃발입니다. 오륜기를 한번 그려보세요.

88올림픽의 주제가 손에 손잡고를 부르며
'손'이라는 단어가 나올 때마다 박수를 쳐보세요.

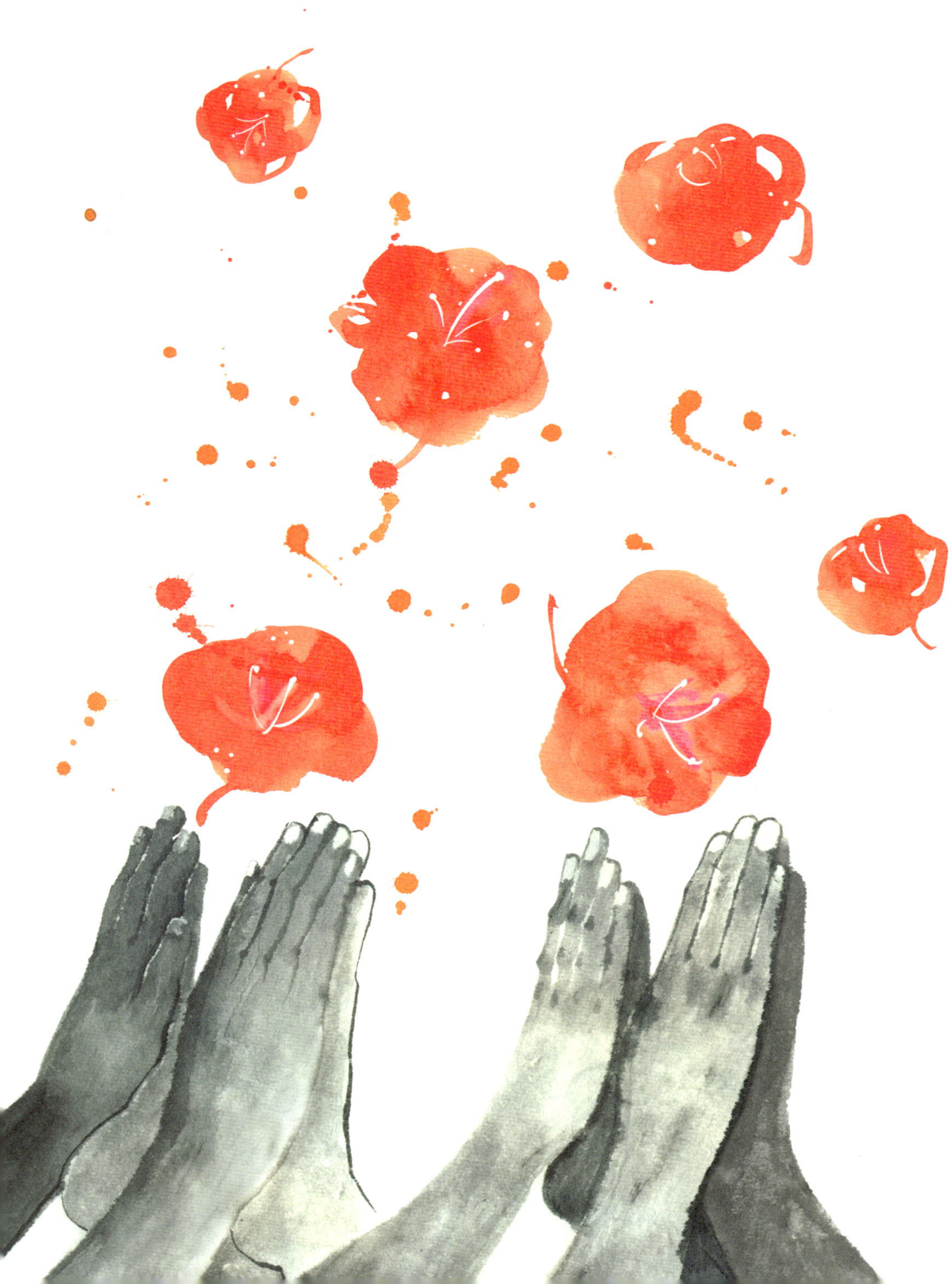

손에 손잡고

하늘높이 솟는 불
우리의 가슴 고동치게 하네
이제 모두다 일어나
영원히 함께 살아가야 할 길 나서자
손에 손잡고 벽을 넘어서
우리 사는 세상 더욱 살기 좋도록
손에 손잡고 벽을 넘어서

서로서로 사랑하는 한마음 되자 손잡고
어디서나 언제나 우리의 가슴 불타게 하자
하늘 향해 팔 벌려 고요한 아침
밝혀주는 평화 누리자
손에 손잡고 벽을 넘어서
우리 사는 세상 더욱 살기 좋도록
손에 손잡고 벽을 넘어서
서로서로 사랑하는 한마음 되자 손잡고
하늘높이 솟는 불
우리의 가슴 고동치게 하네
손에 손잡고 벽을 넘어서
우리 사는 세상 더욱 살기 좋도록
손에 손잡고 벽을 넘어서
서로서로 사랑하는 한마음 되자 손잡고

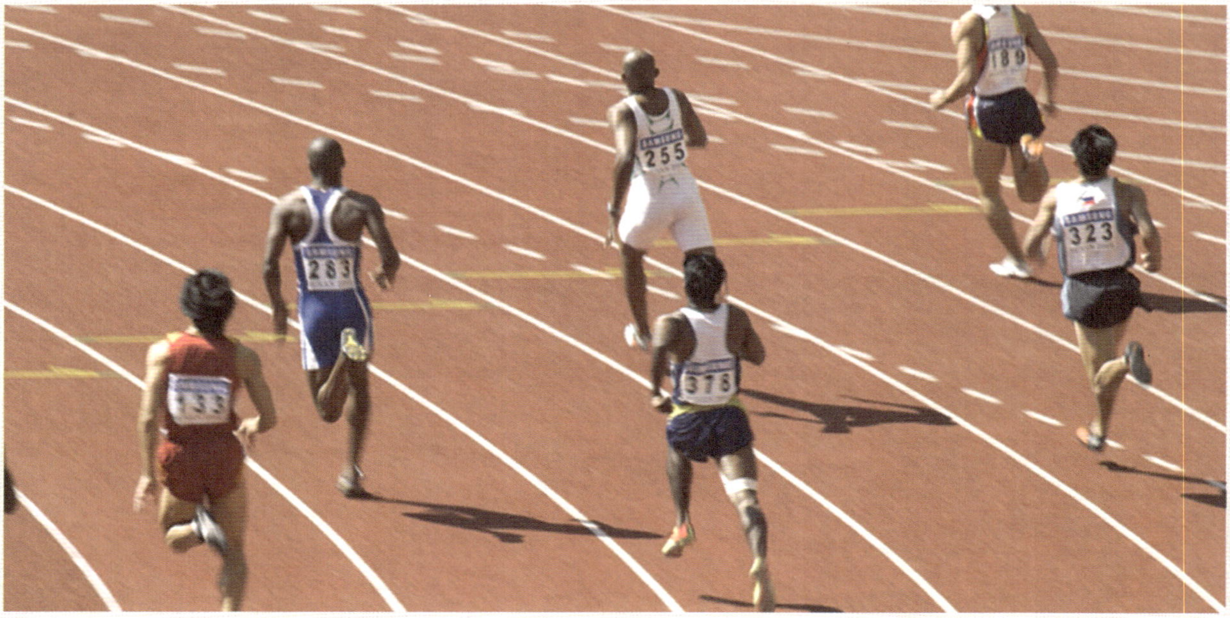

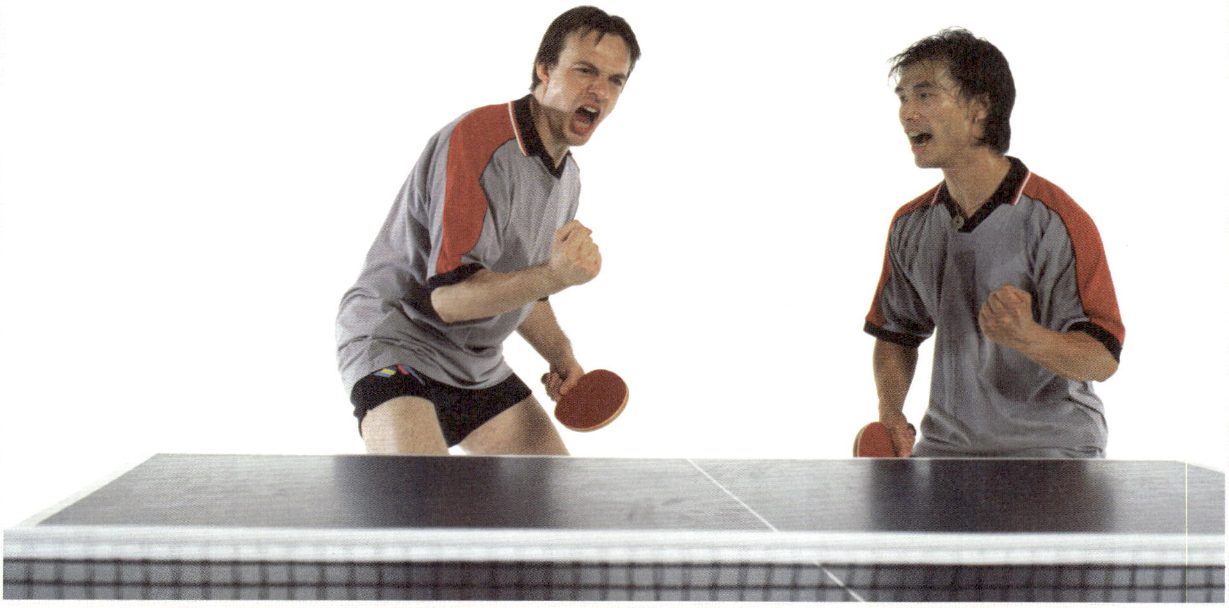

1 무슨 운동경기인지 아시겠어요?
경기의 이름을 말씀해 보세요.

3 장거리 육상경기로 가장 오랜 시간 경기를 하는
운동은 무엇일까요?

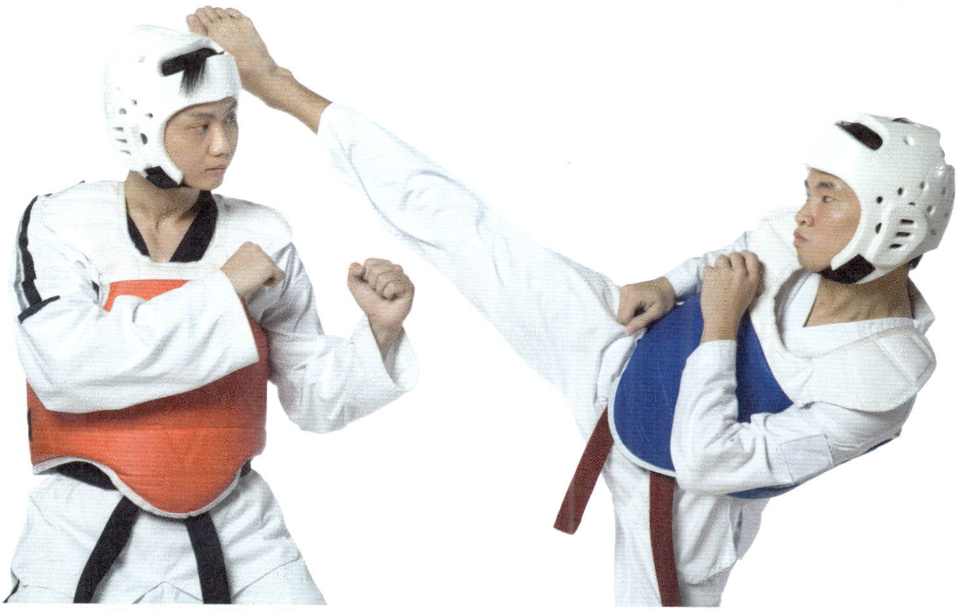

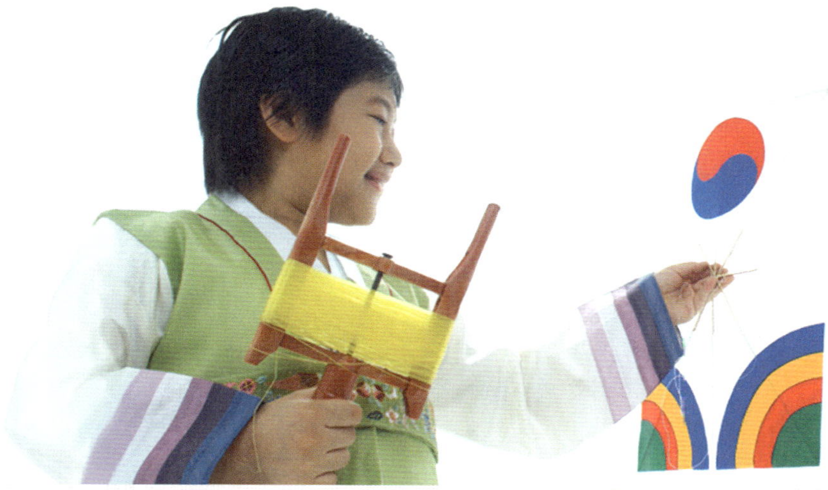

2 공을 사용하는 운동을 골라 보세요.

4 올림픽 경기 종목이 아닌 것은 무엇일까요?

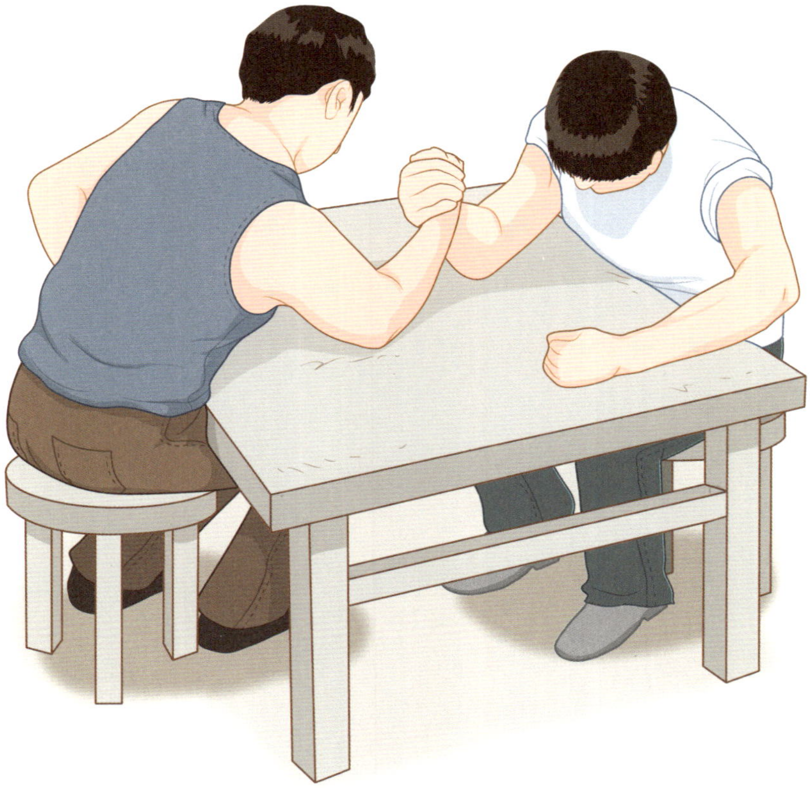

이야기해 보세요

- 사람들이 무엇을 하고 있는지 아시겠어요?
  - '팔의 힘을 겨루는 내기'인 이 게임을 무엇이라 하나요?
- 팔씨름을 해본 적이 있으시죠?
- 팔씨름을 잘하는 편이셨나요?
  - 잘 하는 편이셨다면, 팔씨름을 잘하는 비법에 대해 알려주세요.
  - 잘 하지 못하는 편이셨다면, 유난히 팔씨름을 잘하던 친구에 대해 말씀해 보세요.
- 팔씨름을 할 때 일부로 져 주신 적이 있으세요?
- 사진을 보고 떠오르는 생각을 자유롭게 말씀해 보세요.

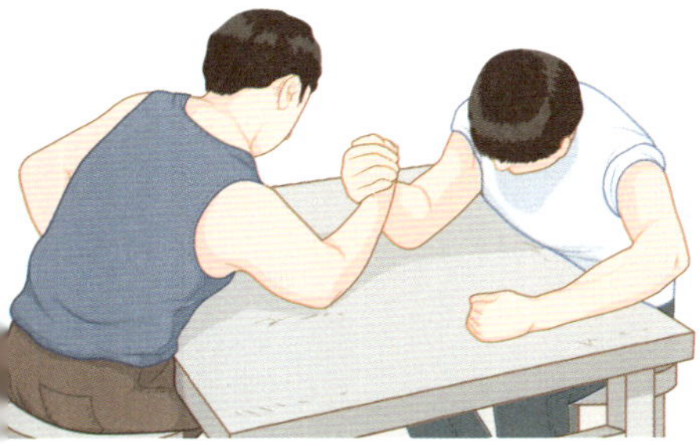

한번 해보세요

- 가족이나 친구들과 팔씨름을 한번 해보세요.
  팔의 힘이 누가 가장 센지 겨뤄 보세요.

- 팔 운동을 한번 해보세요. 양팔을 돌려보기도 하고
  하늘 높이 뻗어보기도 하세요.

- 텔레비전으로 씨름이나 야구, 축구와 같은 경기를
  시청해 보세요. 운동경기에는 어떤 규칙이 있는지
  말씀해 보세요.

- 가까운 운동장이나 놀이터에 찾아가 보세요.
  요즘 아이들은 어떤 경기를 하는지 구경해 보세요.

어르신의 손을 한번 그려보세요. 손을 펼쳐서
바닥에 두고, 손의 테두리를 따라 모양을 그려보세요.

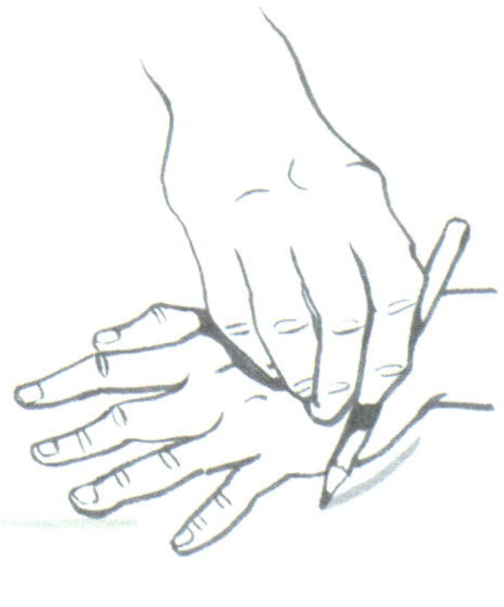

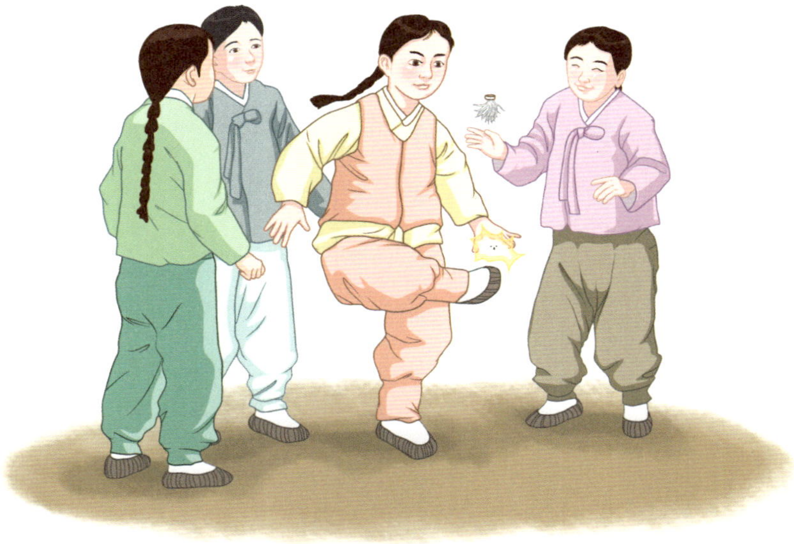

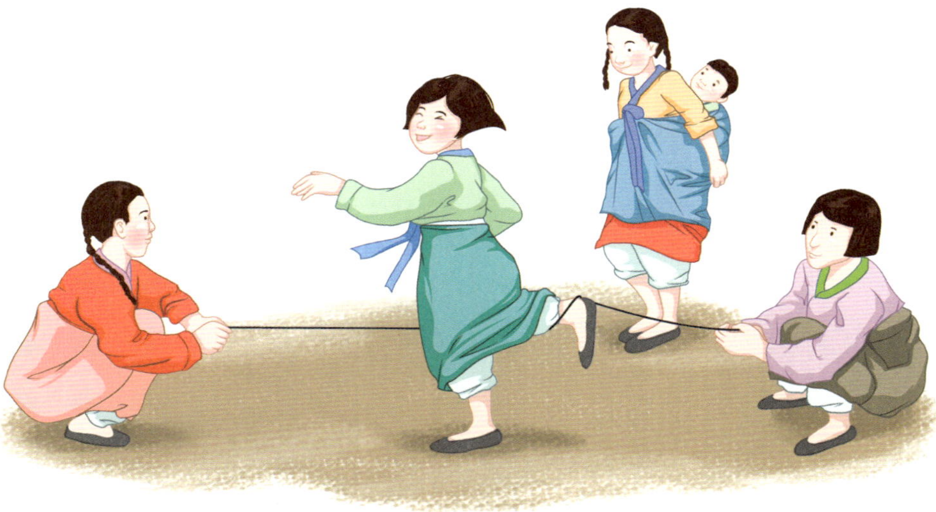

1 무슨 놀이인지 아시겠어요?
놀이의 이름을 말씀해 보세요.

3 손을 사용하는 놀이를 모두 골라 보세요.

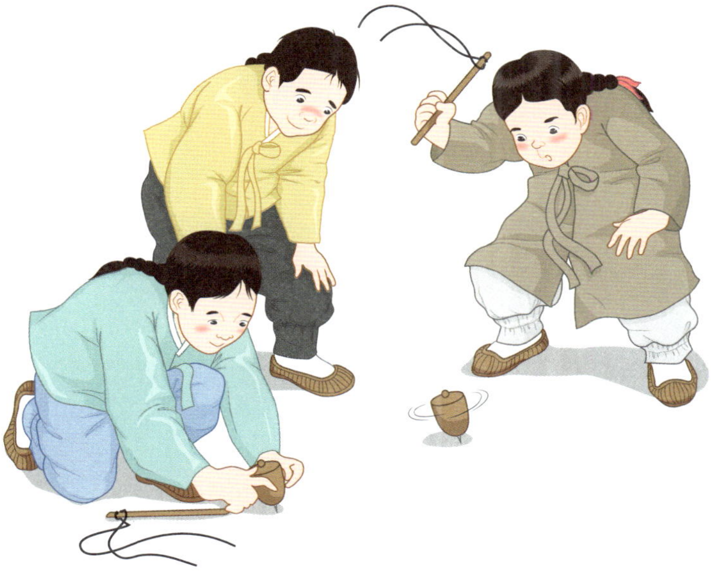

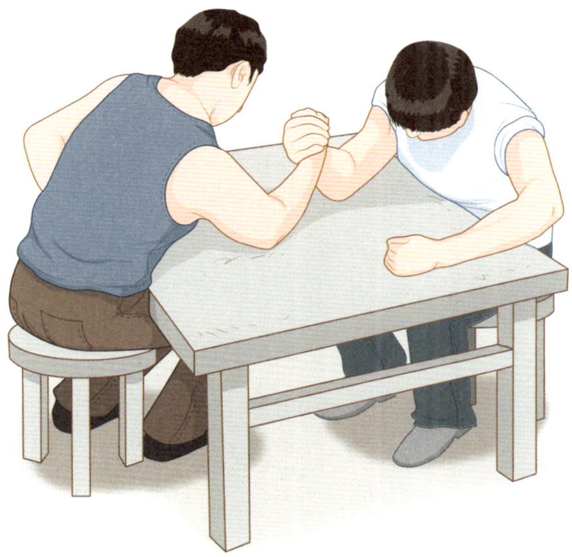

2 힘이 셀 수록 좋은 놀이는 무엇일까요?

4 노래를 부르면서 하는 놀이는 무엇일까요?

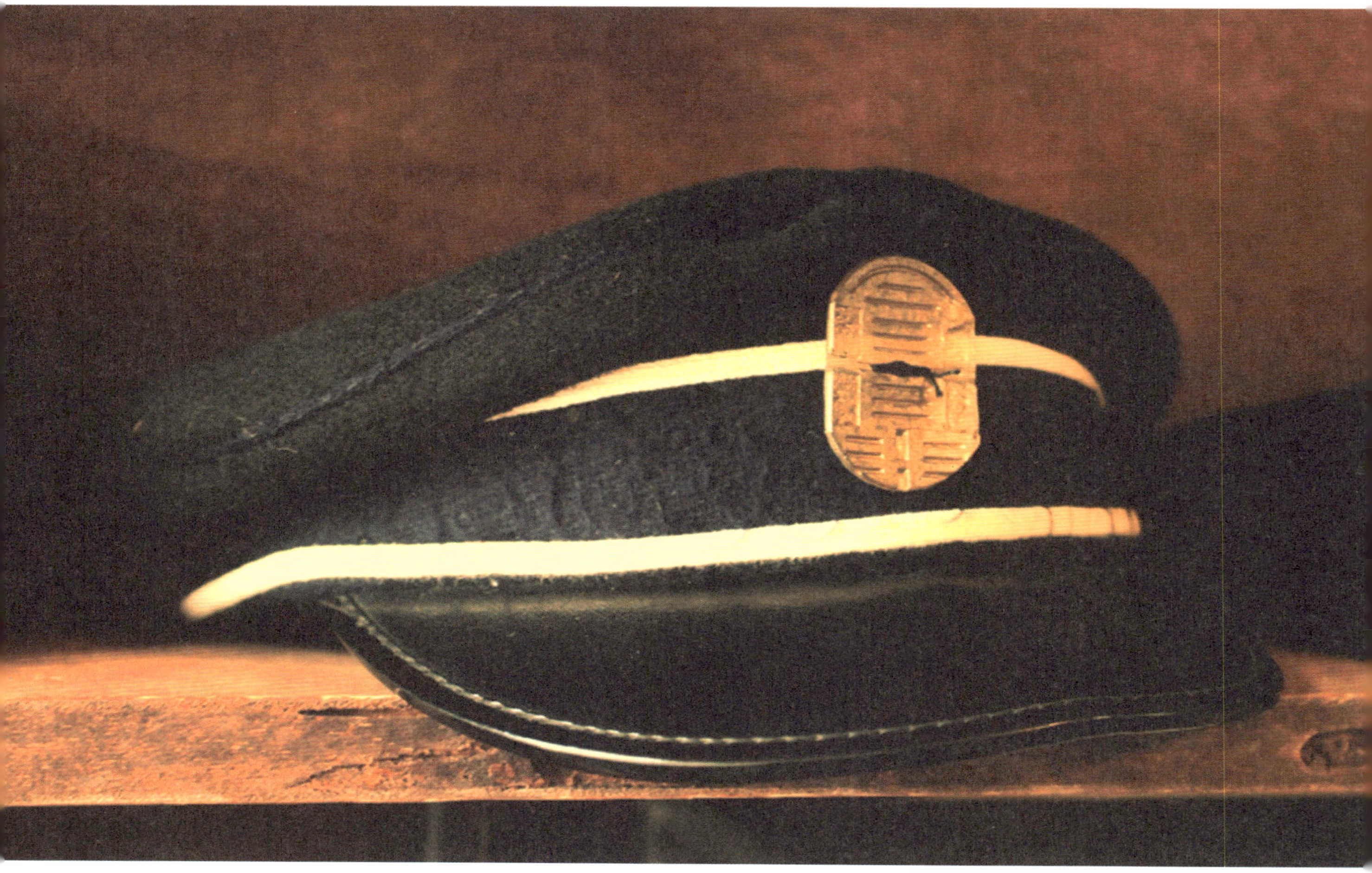

이야기해 보세요

- 무엇인지 아시겠어요?

  학창 시절 머리에 쓰고 다니던 '이것'은 무엇일까요?

- 교복을 입어본 적이 있으세요?
- 학창시절에 어르신께서 입은 교복은 어떤 색이었나요?
- 형제자매나 이웃의 교복을 물려 입은 경험이 있으세요?
- 교복을 단정하게 입고 다니지 않아 선생님께 혼이 나던 친구는 없었나요?
- 학창시절에 유행했던 옷과 가방은 어떤 모양이었나요?
- 사진을 보고 떠오르는 생각을 자유롭게 말씀해 보세요.

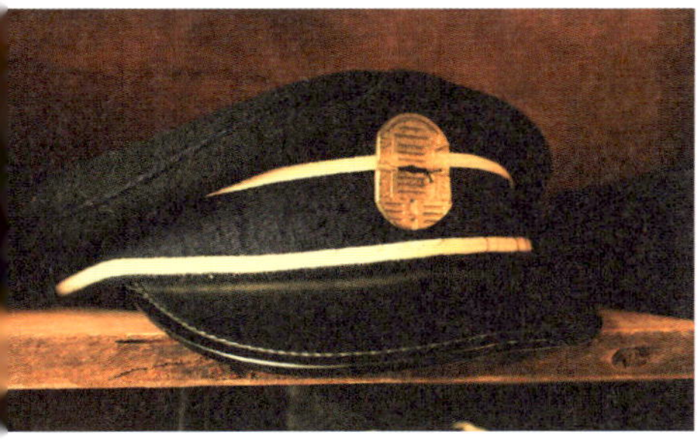

한번 해보세요

- 집에서 가장 오래된 옷이 무엇인지 찾아 보세요.

- 학창시절에 부르던 교가를 기억하세요?
  가장 기억에 남는 소절을 한번 불러보세요.

- 신문에 학생과 관련된 기사가 몇 개나 있는지
  세어 보세요.

- 요즘 학생들의 옷차림과 머리 모양을 구경해 보세요.

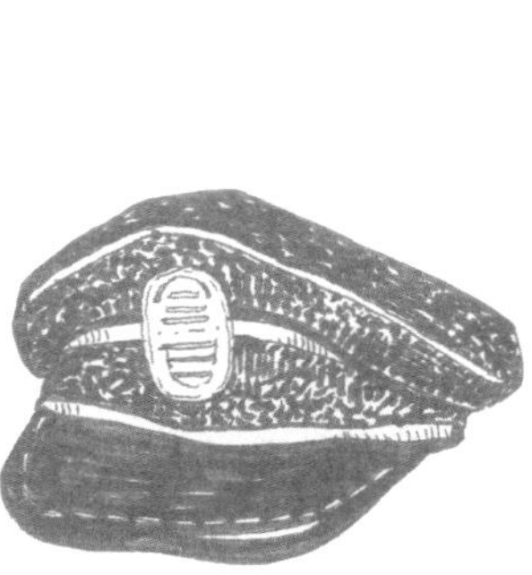

어린시절 학생들이 입고 다녔던 교복을 한번 그려보세요.

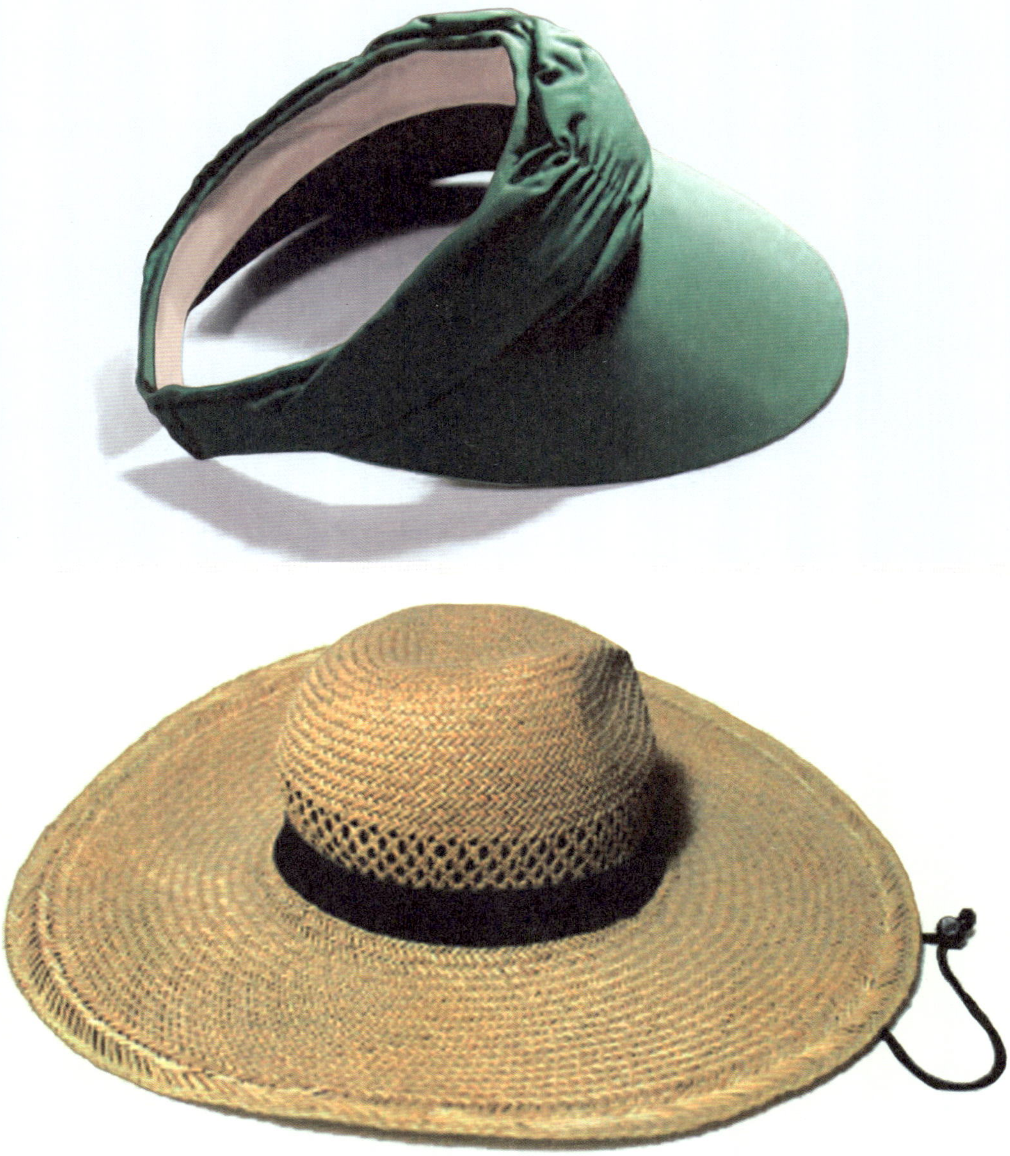

1 무슨 모자인지 아시겠어요?

모자의 이름을 말씀해 보세요.

3 한 겨울에 머리를 따뜻하게 하기 위해 쓰는 모자는 무엇일까요?

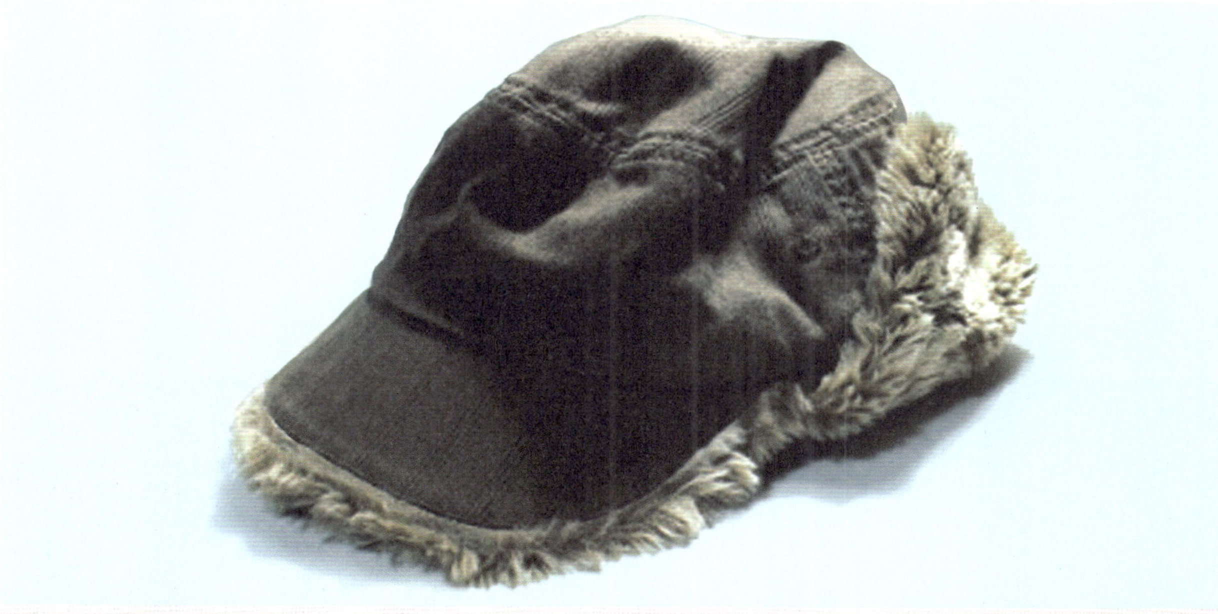

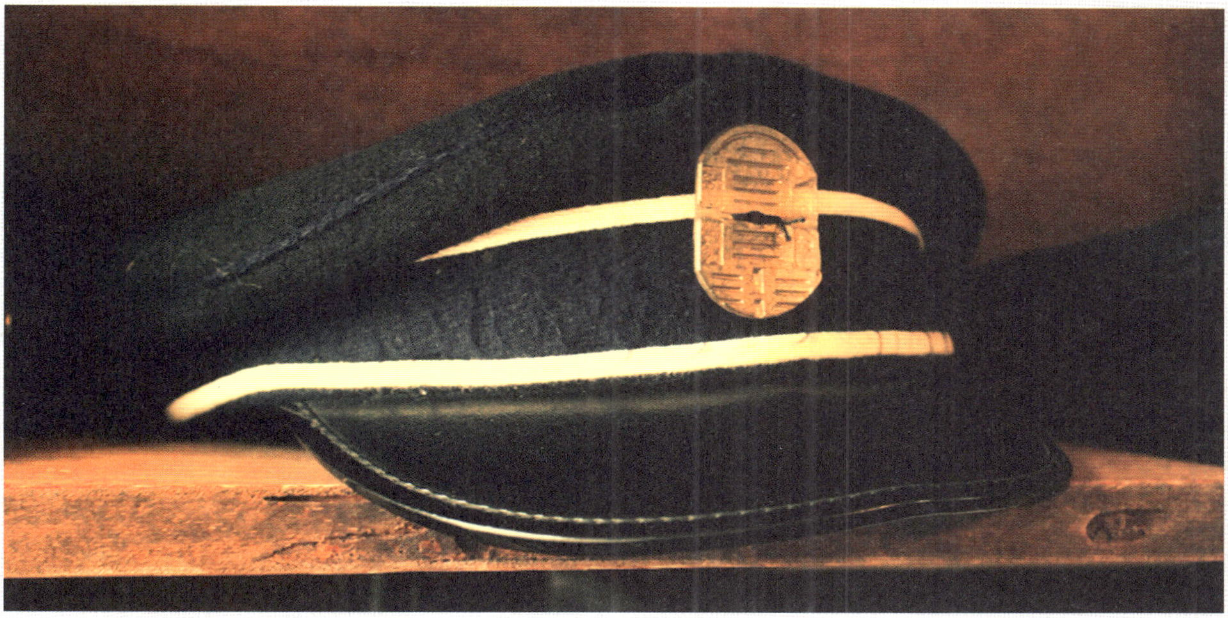

2 한 여름에 햇빛을 가리기 위해 쓰는 모자를 모두 골라 보세요.

4 학창시절 남학생들이 쓰던 모자는 무엇일까요?

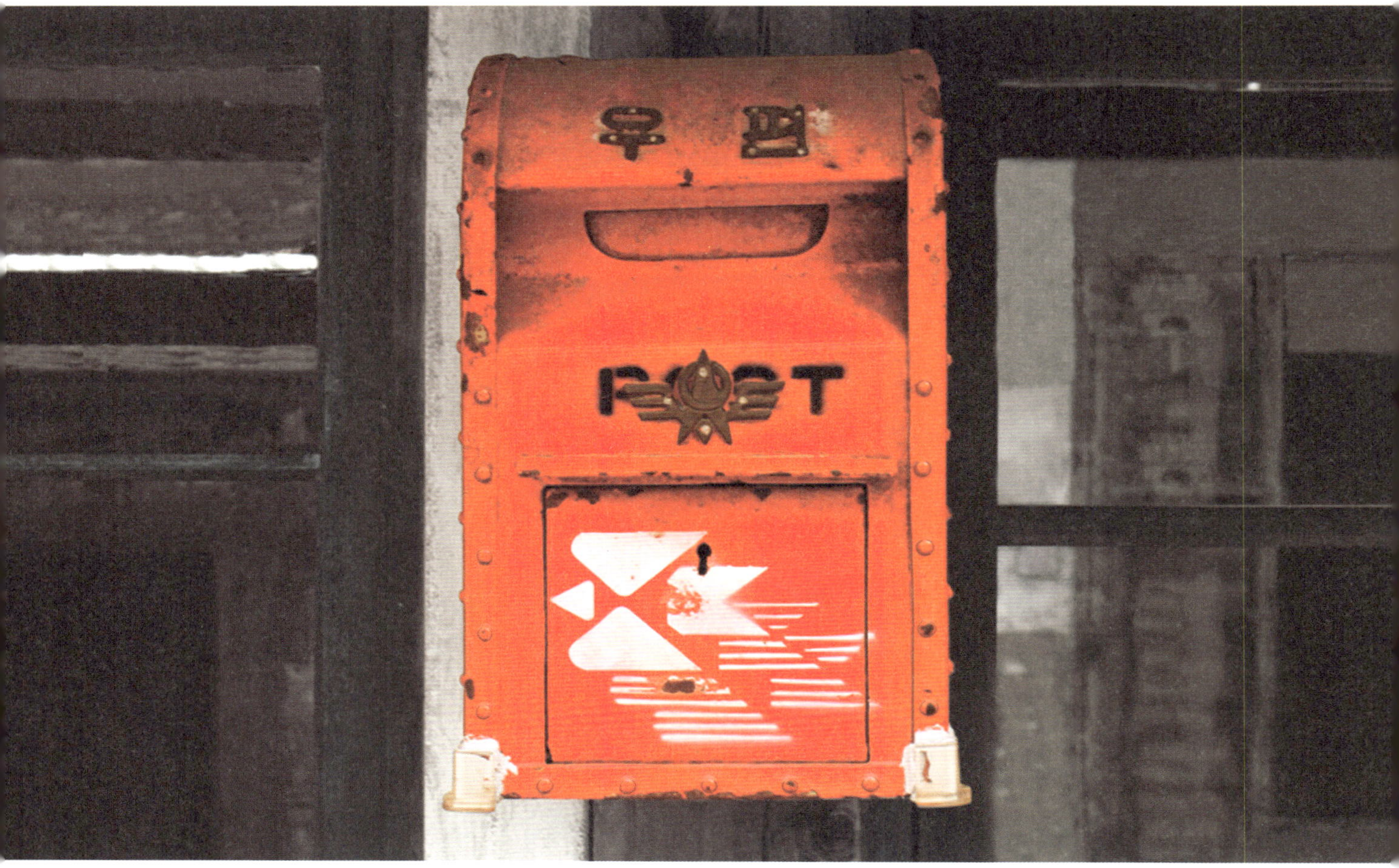
우 편

이야기해 보세요

- 무엇인지 아시겠어요?

  우편물을 넣는 통으로 세 글자 단어인 '이것'은 무엇일까요?

- 우체통을 본적이 있으시죠?

- 어린 시절 편지 쓰는 것을 좋아하셨어요?

  좋아하셨다면, 누구에게 편지를 가장 많이 써보셨는지 말씀해 보세요.

  좋아하지 않으셨다면, 사람들과 어떤 방법으로 연락하는 것을 가장 좋아하셨는지 말씀해 보세요.

- 오랫동안 간직하고 있는 편지가 있으세요? 누가 보내준 편지인가요?

- 사진을 보고 떠오르는 생각을 자유롭게 말씀해 보세요.

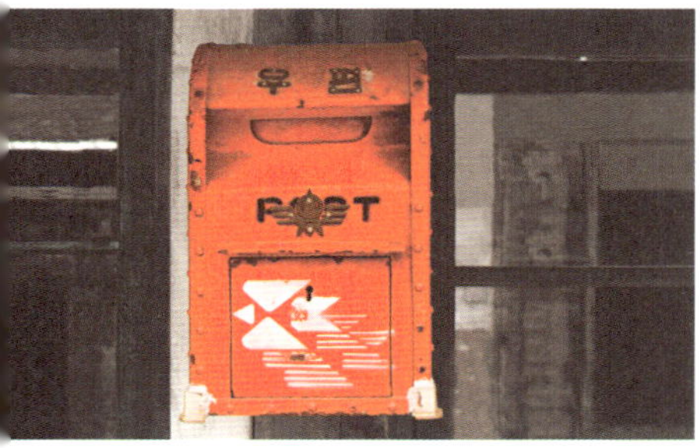

한번 해보세요

- 가족이나 친구에게 편지를 한번 써보세요.
- 집에 있는 우편물을 모두 모아 보세요.
  어떤 우편물이 가장 많은지 세어 보세요.
- 컴퓨터를 사용할 수 있으시면 인터넷으로 이메일을
  한번 보내보세요.
- 우리 동네에 우체통이 어디에 있는지 한번 찾아 보세요.

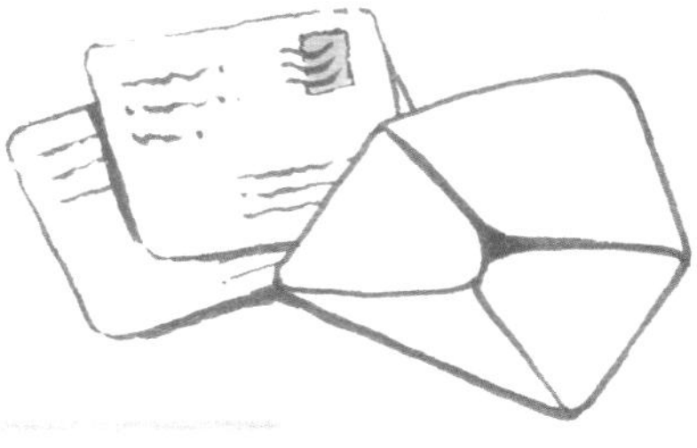

어르신께서 알고 있어야 하는
주소와 우편번호를 적어보세요.

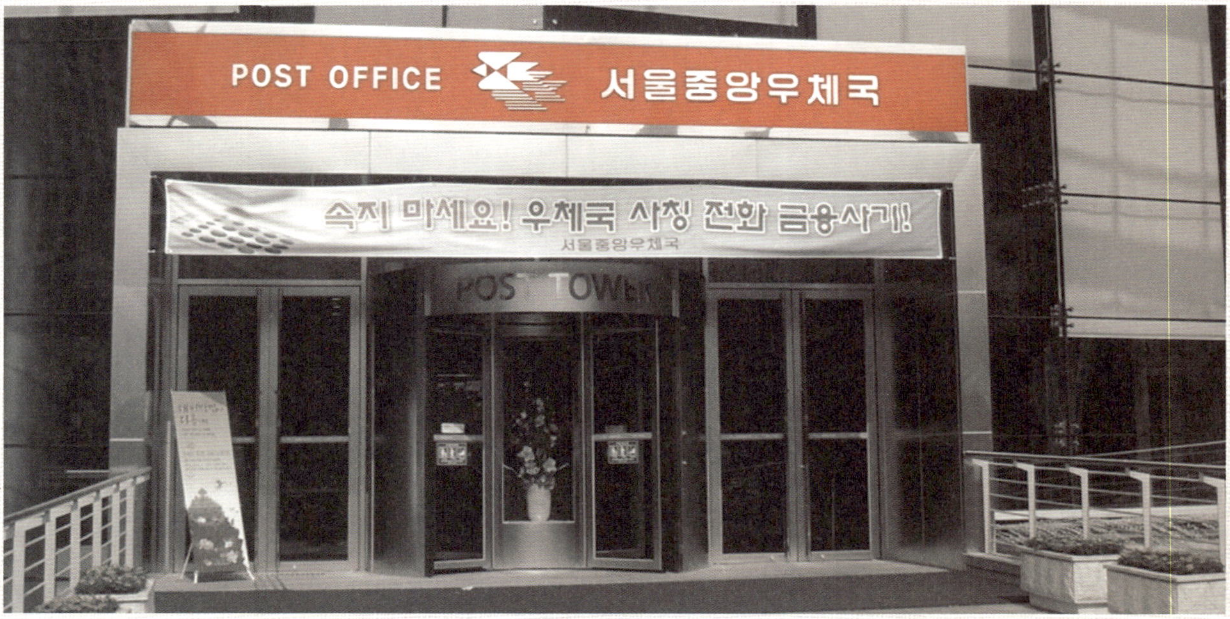

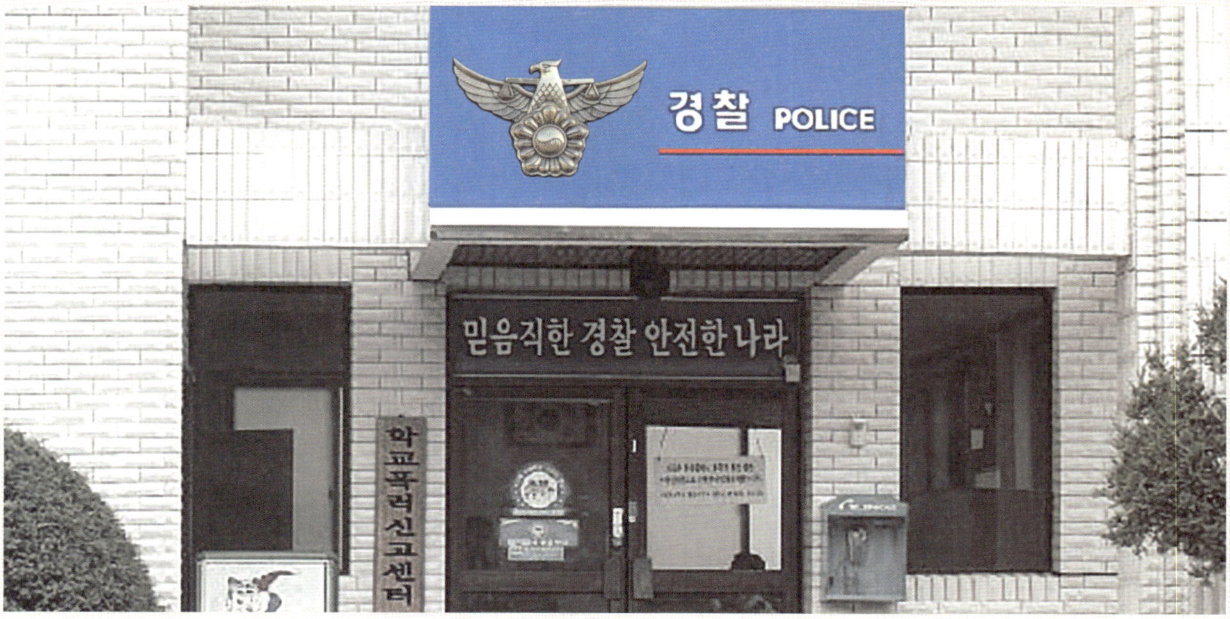

1 어떤 장소인지 아시겠어요?

장소의 이름을 말씀해 보세요.

3 불이 났을 때 연락해야 하는 곳은 어디일까요?

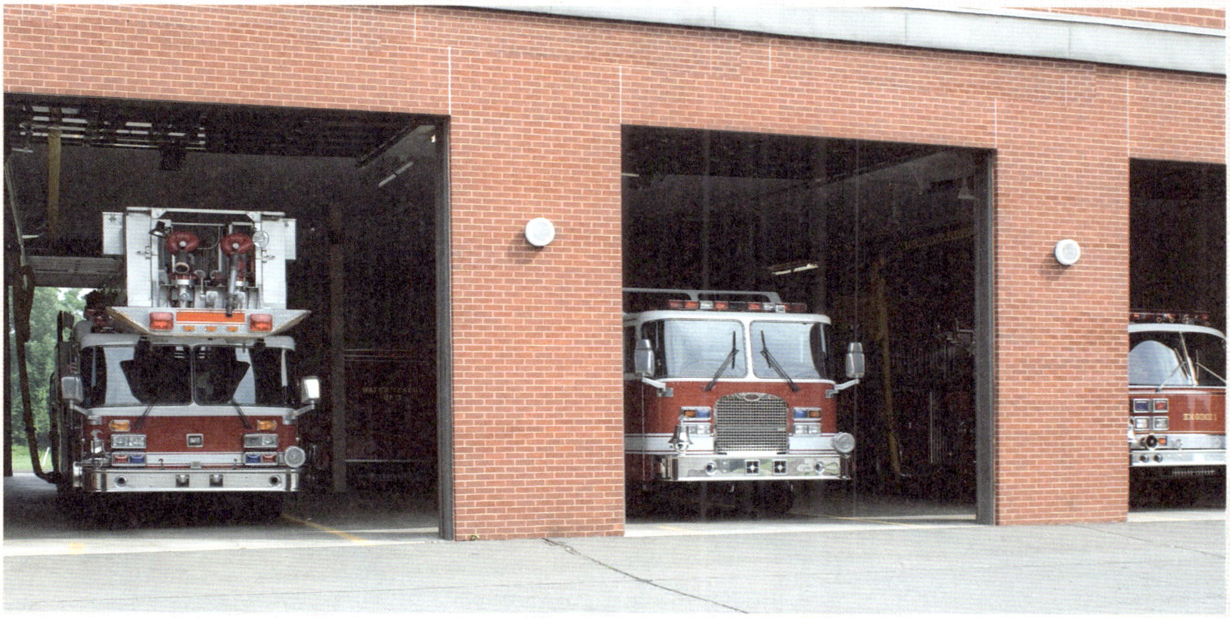

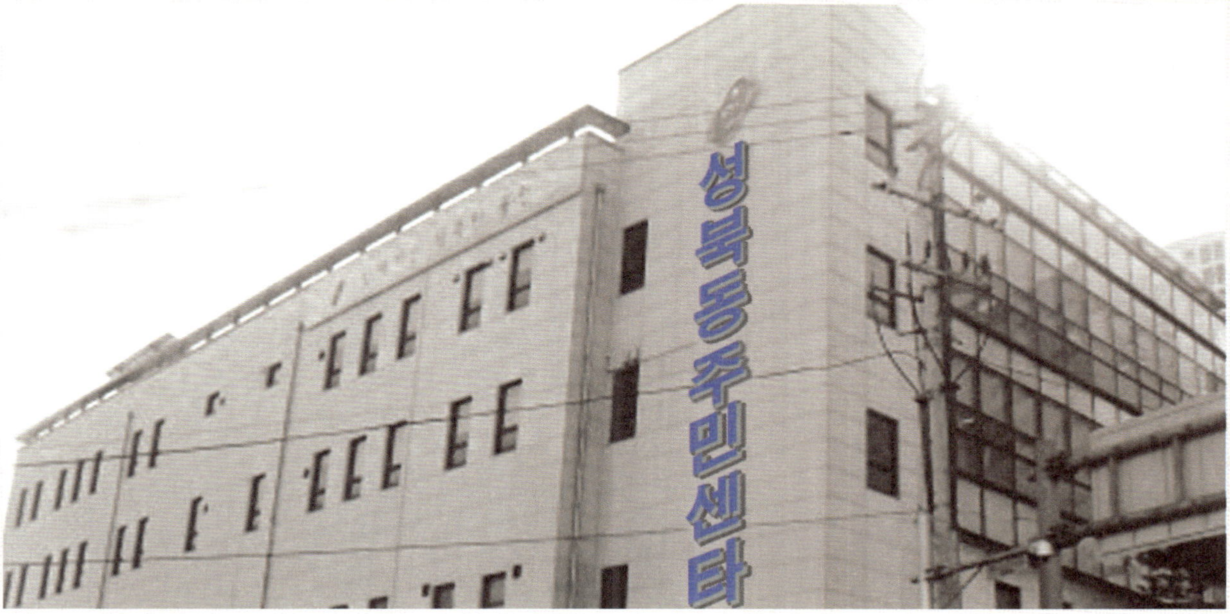

2 편지나 소포를 보내려면 어디로 가야 할까요?

4 길을 잃어버린 사람을 발견했을 때, 도움을 요청할 수 있는 곳은 어디일까요?

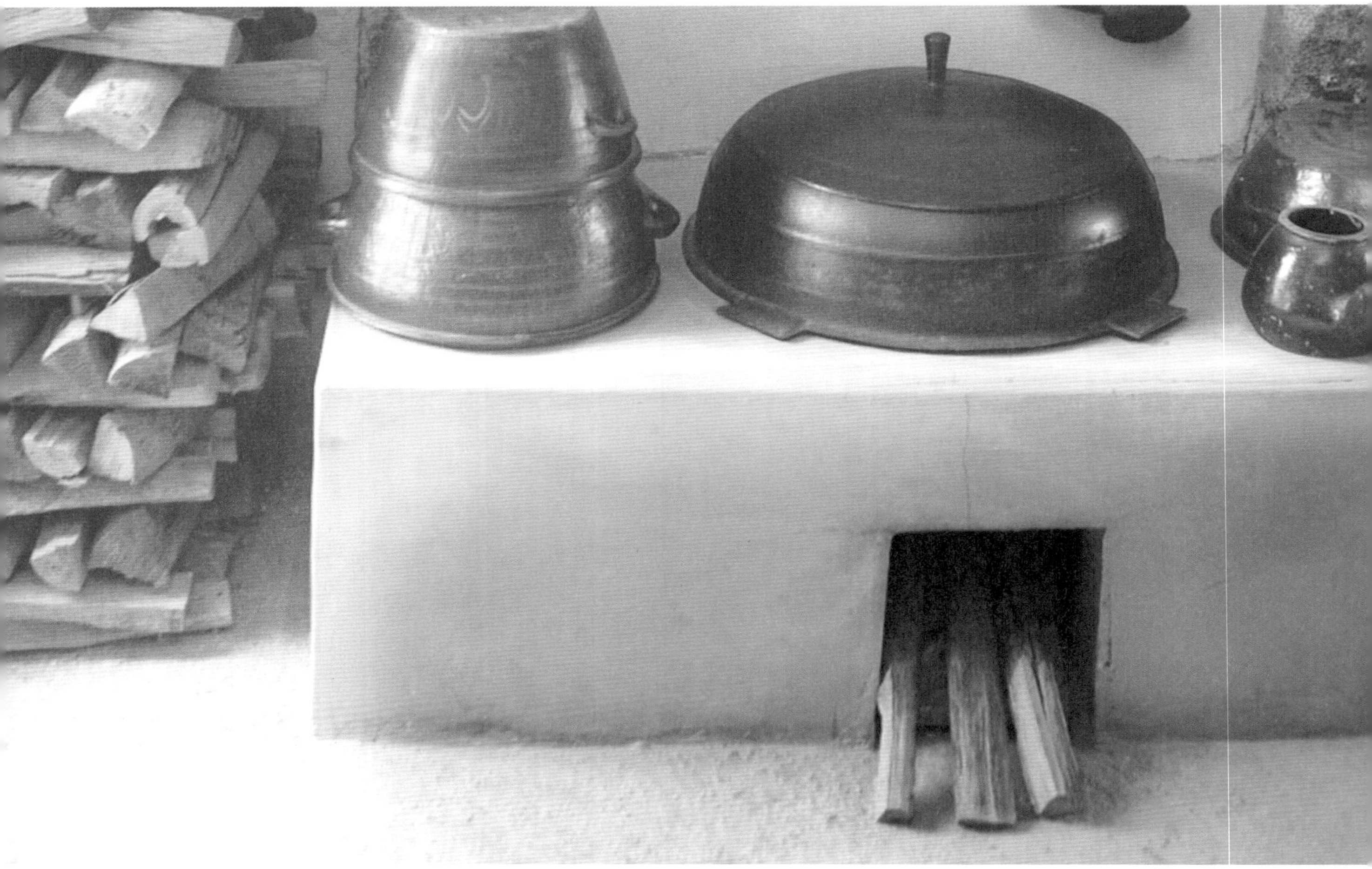

이야기해 보세요

- 무엇인지 아시겠어요?

  솥이나 가마에 불을 때기 위한 구멍으로 세 글자 단어인 '이것'은 무엇일까요?

- 아궁이를 본적이 있으시죠?
- 어머니께서 아궁이에 불을 때던 모습을 기억하세요?
- 아궁이에 불을 지필 때 매운 연기 때문에 눈물을 흘린 적은 없으세요?
- 아궁이에서 감자나 고구마를 구워본 적이 있으세요?
- 아궁이에 넣을 땔감을 구하러 산에 올라간 적이 있으세요?
- 아궁이에 불을 때 따뜻해지는 아랫목에는 주로 누가 앉아 있었나요?
- 사진을 보고 떠오르는 생각을 자유롭게 말씀해 보세요.

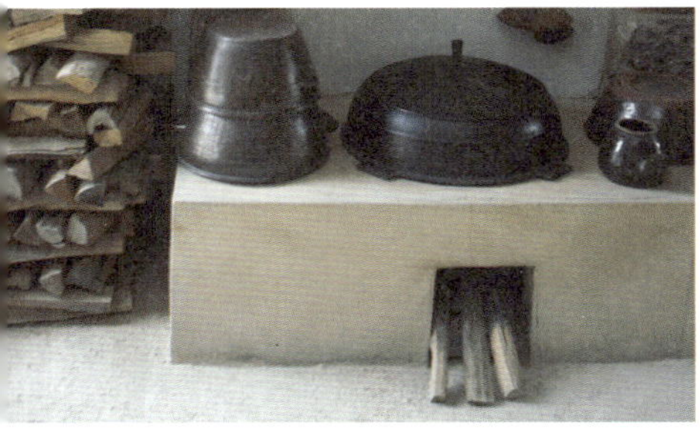

한번 해보세요

- 집 안에 아랫목처럼 가장 따뜻한 곳을 찾아 보세요.
- 아궁이에서 만든 밥처럼 밥솥으로 맛있는 밥을 지어 보세요.
- 아궁이의 땔감으로 사용하면 좋을 것 같은 나무를 한번 찾아 보세요.
- 주말에는 민속촌에 가서 아궁이를 한번 찾아 보세요.

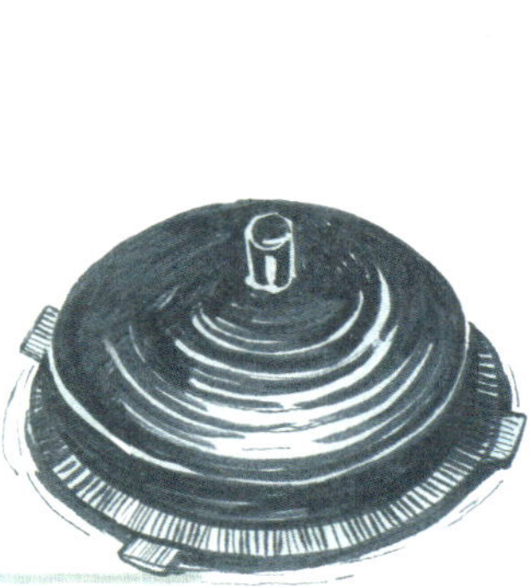

아궁이에 얽힌 추억이 있다면 적어보세요.

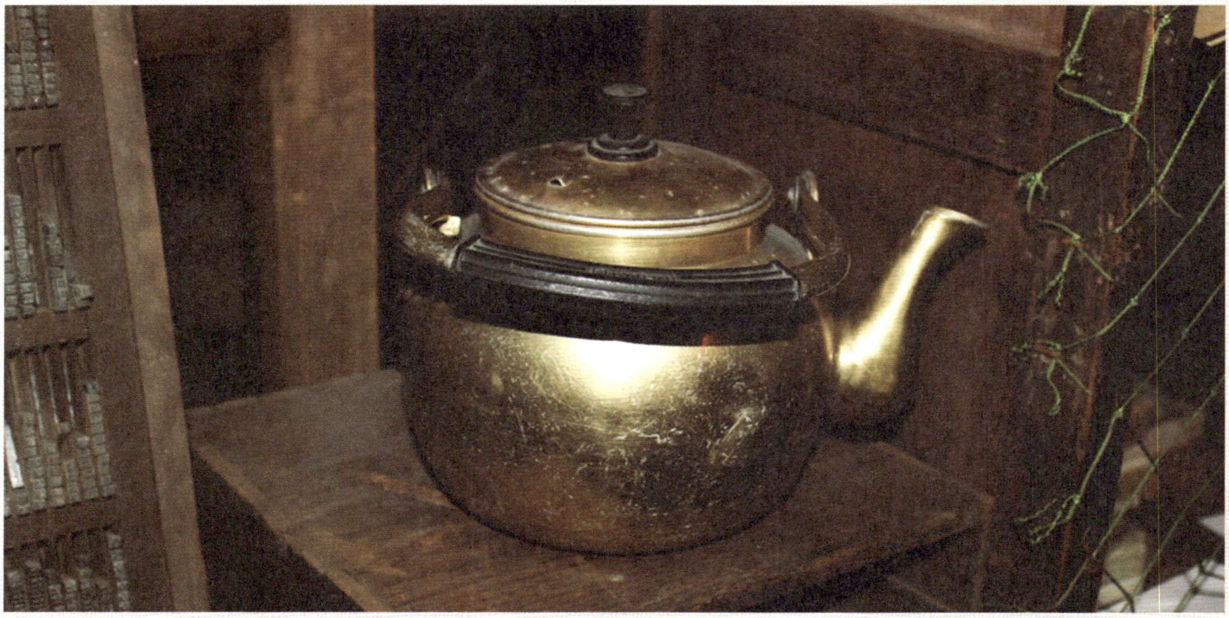

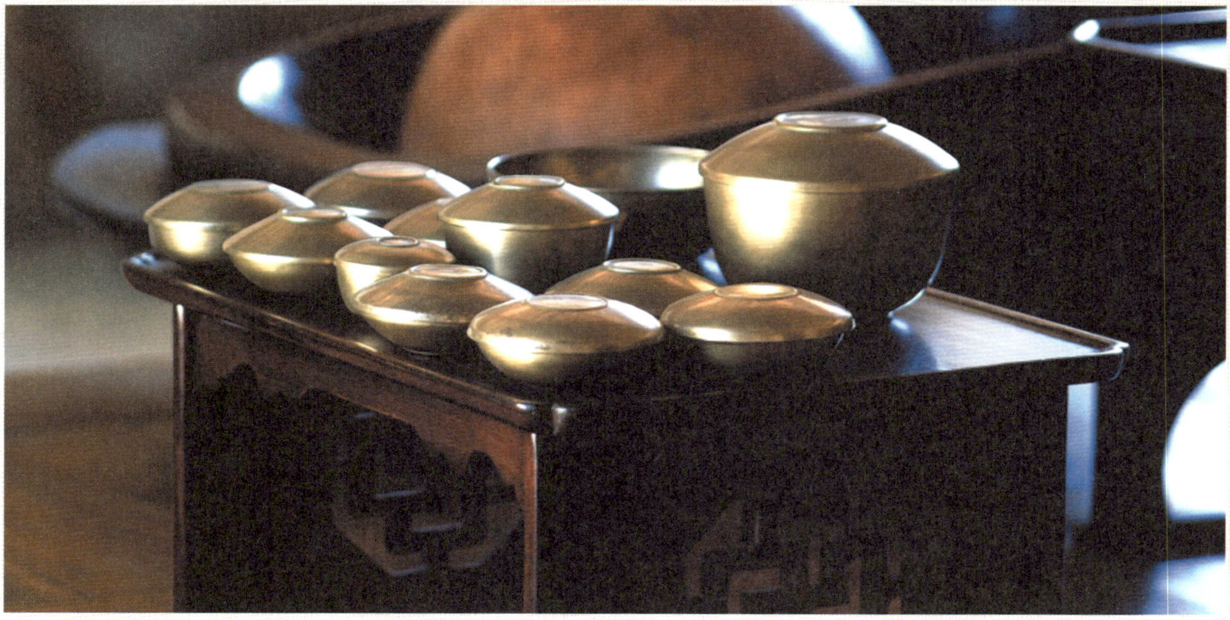

1 무슨 물건인지 아시겠어요?

물건의 이름을 말씀해 보세요.

3 물을 끓이기 위해 사용할 수 있는 도구를 모두 골라 보세요.

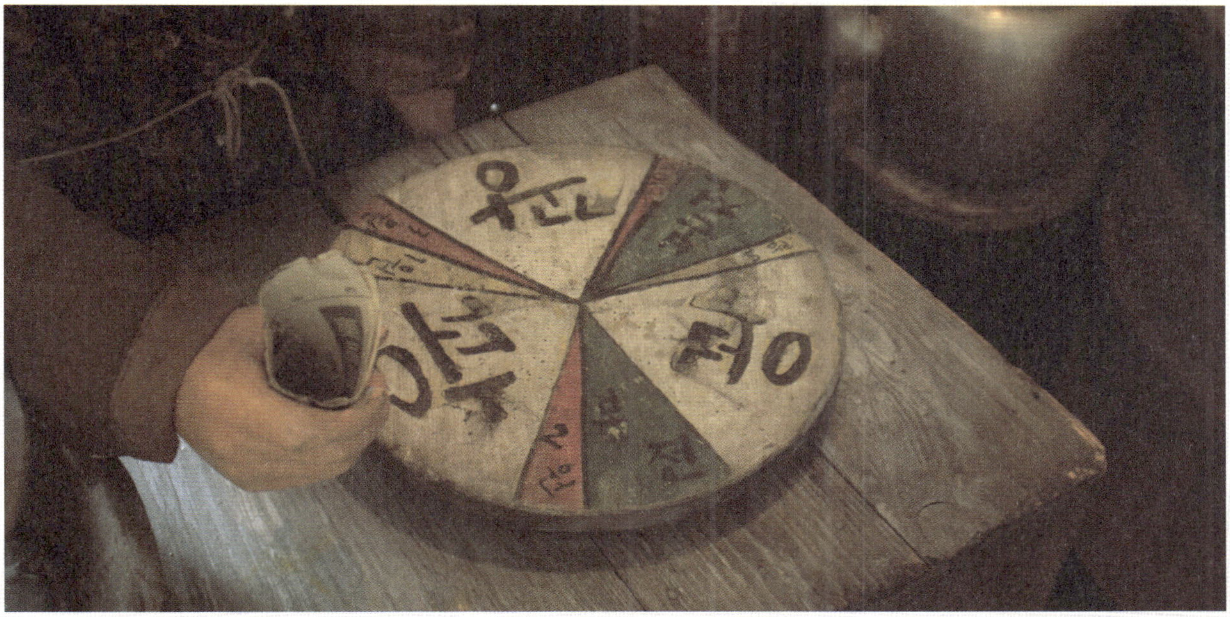

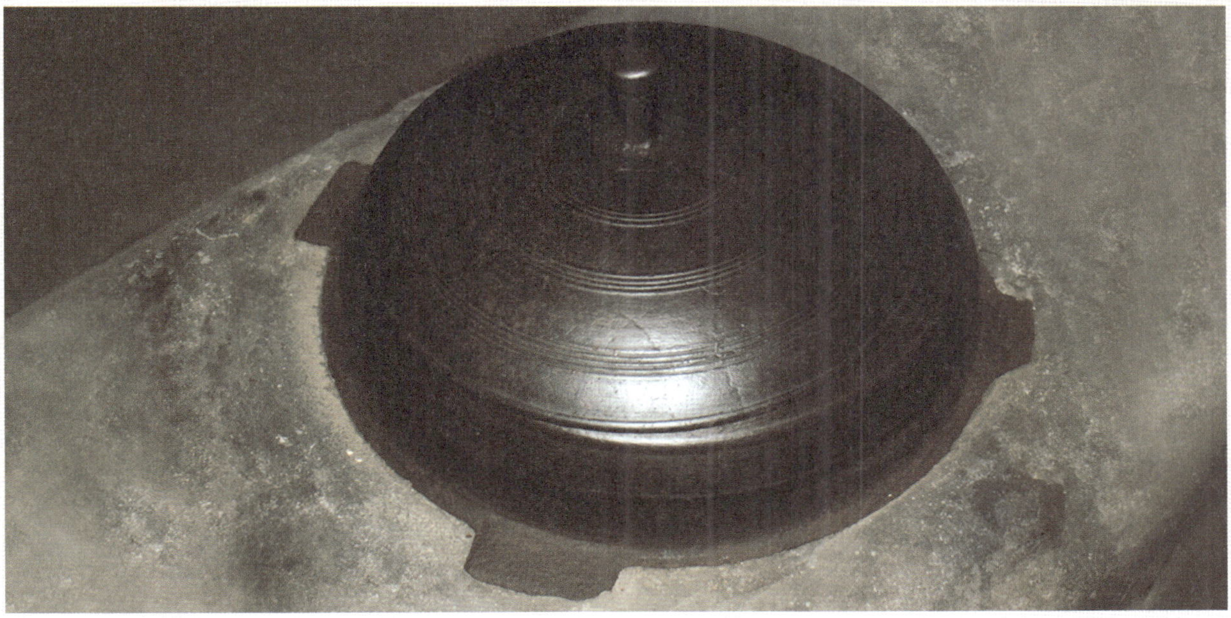

2 부엌에서 보기 힘든 것을 한 가지만 골라 보세요.

4 가장 많은 양의 음식을 담을 수 있는 물건은
무엇일까요?

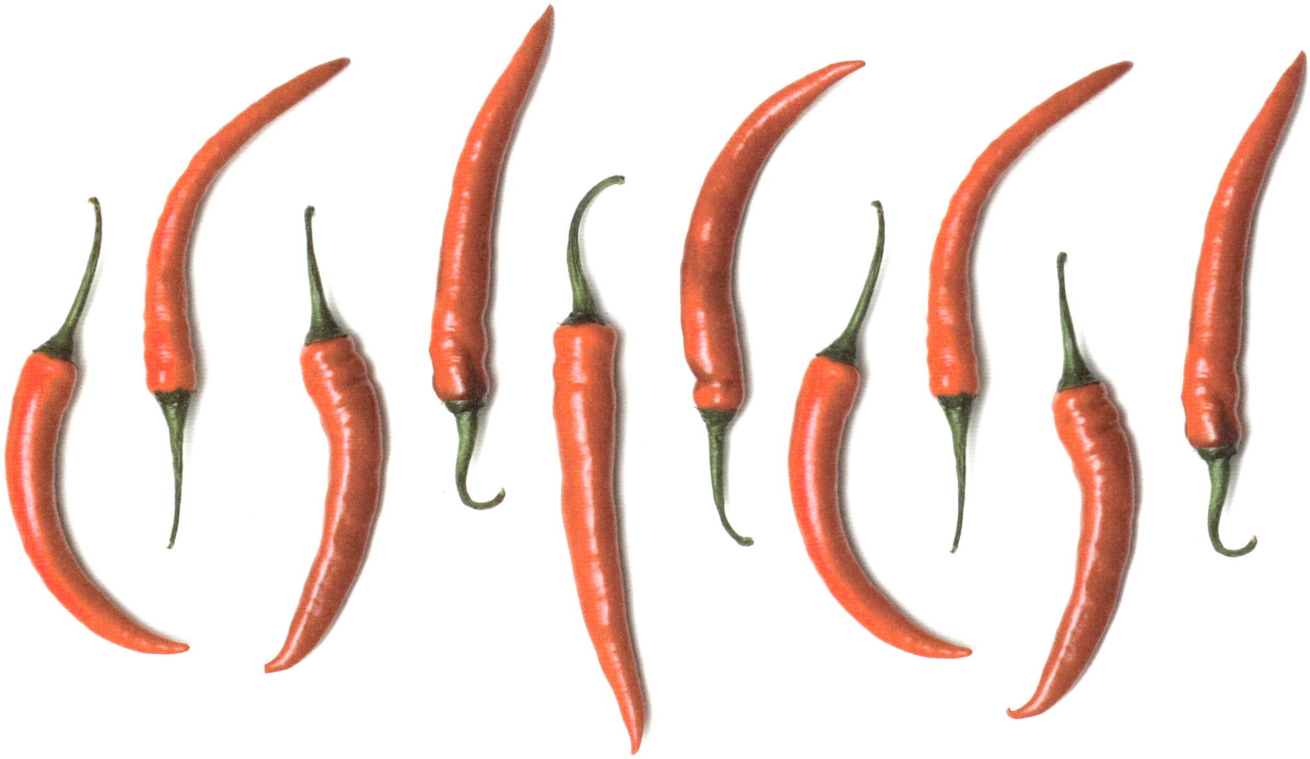

이야기해 보세요

- 무슨 채소인지 아시겠어요?
  - 긴 고깔모양으로 익을수록 빨갛게 되는 '이것'은 무엇일까요?
- 고추를 본 적이 있으시죠?
- 고추 밭에서 고추를 따본 적이 있으세요?
- 빨간 고추가 들어간 매운 음식을 좋아하셨나요?
  - 좋아하셨다면, 고추가 들어간 음식 중에 어떤 음식을 가장 좋아하는지 말씀해 보세요.
  - 좋아하지 않으셨다면, 어르신께서 가장 좋아하는 양념에 대해 말씀해 보세요.
- 빨갛게 익은 고추를 따뜻한 가을 햇볕 아래 말려본 적이 있으세요?
- 사진을 보고 떠오르는 생각을 자유롭게 말씀해 보세요.

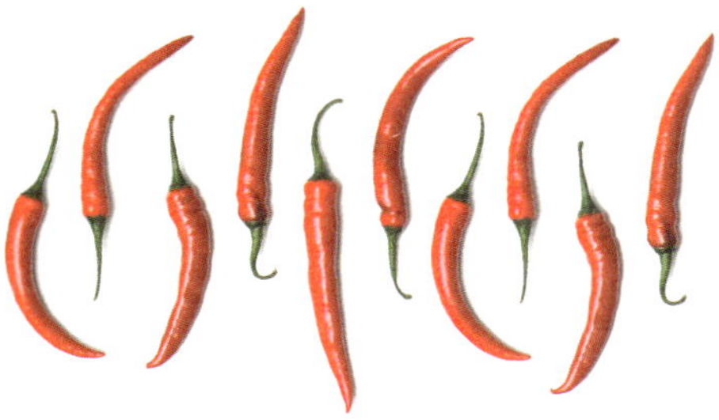

한번 해보세요

- 집에 고추가 있다면,
  고추를 헝겊으로 깨끗이 닦아 보세요.

- 고추를 일정한 크기로 잘게 썰어 보세요.
  잘게 썰은 고추로 맛있는 음식을 만들어 보세요.

- 오늘 먹은 음식 중에서 고추가 들어간 음식이 있는지
  찾아 보세요.

- 고추를 말리기 좋을 것 같은 장소를 찾아 보세요.
  햇볕이 잘 들고 바람이 잘 부는 장소가 어디인지
  살펴 보세요.

- 시장이나 슈퍼에서 고추를 한번 사 드셔보세요.
  얼마나 매운지 음미해 보세요.

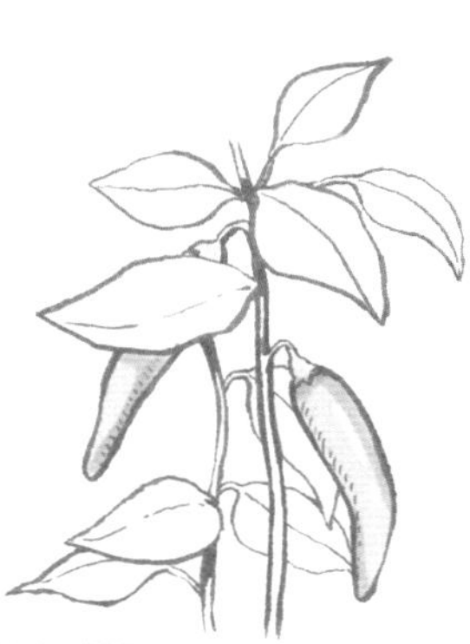

고추를 넣어서 만드는 음식을 모두 적어보세요.

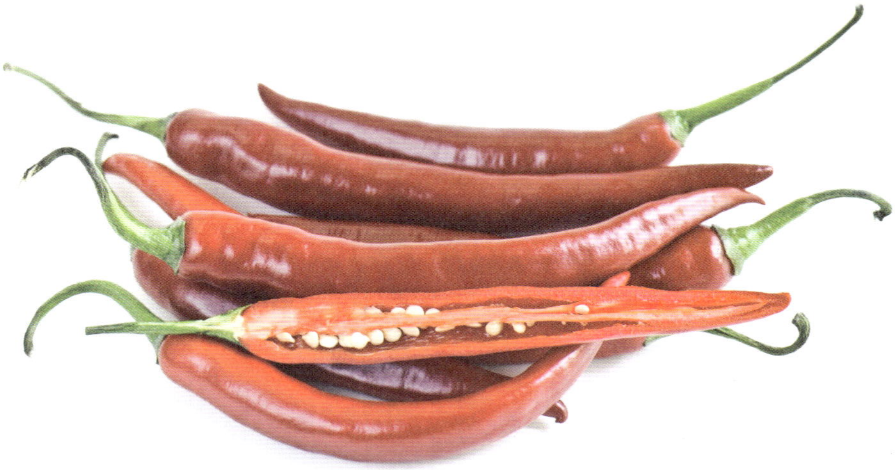

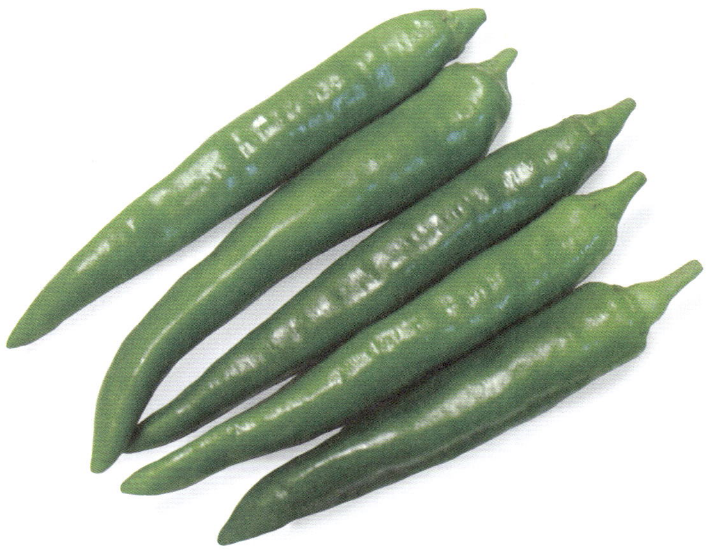

1 무엇인지 아시겠어요?
이름을 말씀해보세요.

3 고추의 색깔이 어떻게 다른지 한번 비교해 보세요.

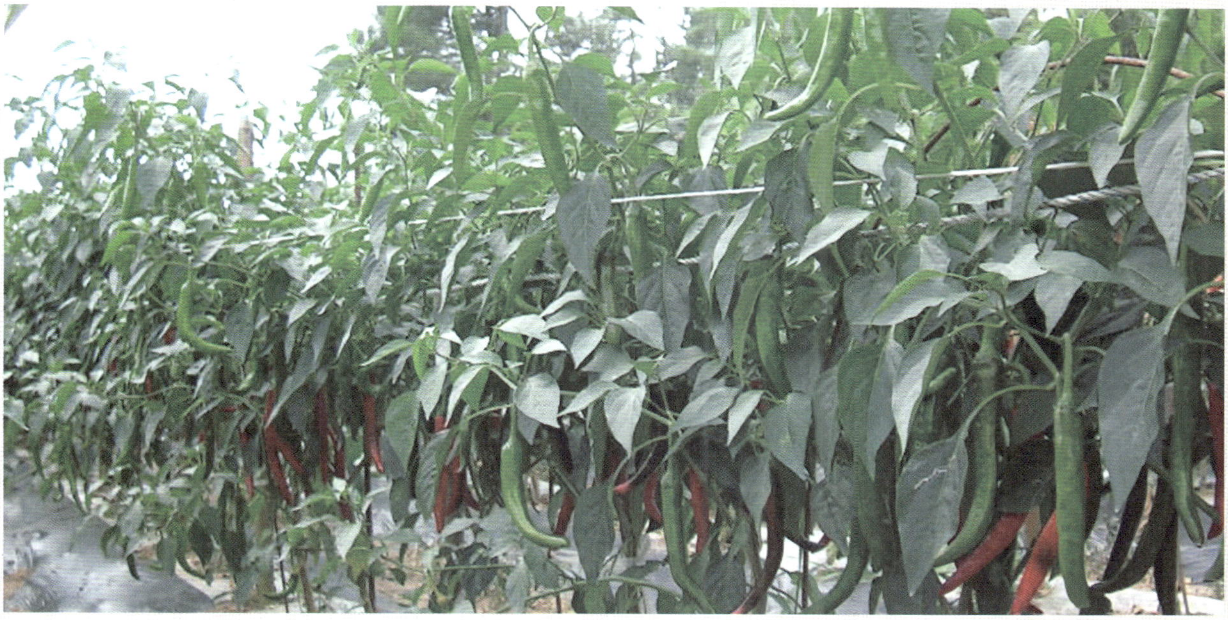

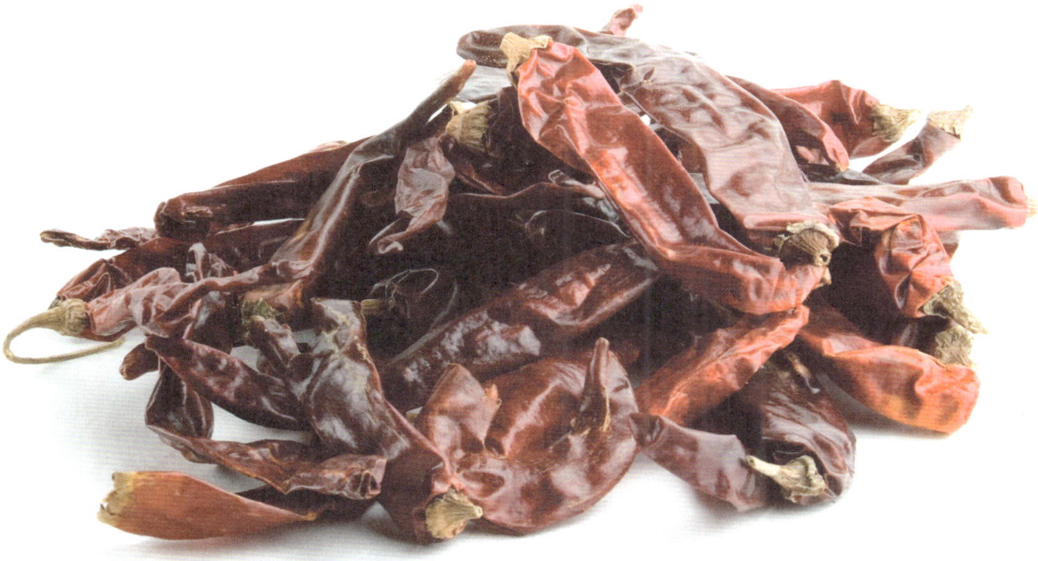

2 고추가 자라는 순서를 차례대로 말씀해 보세요.

4 고추장을 만들 때 사용하는 고추는
어떤 고추일까요?

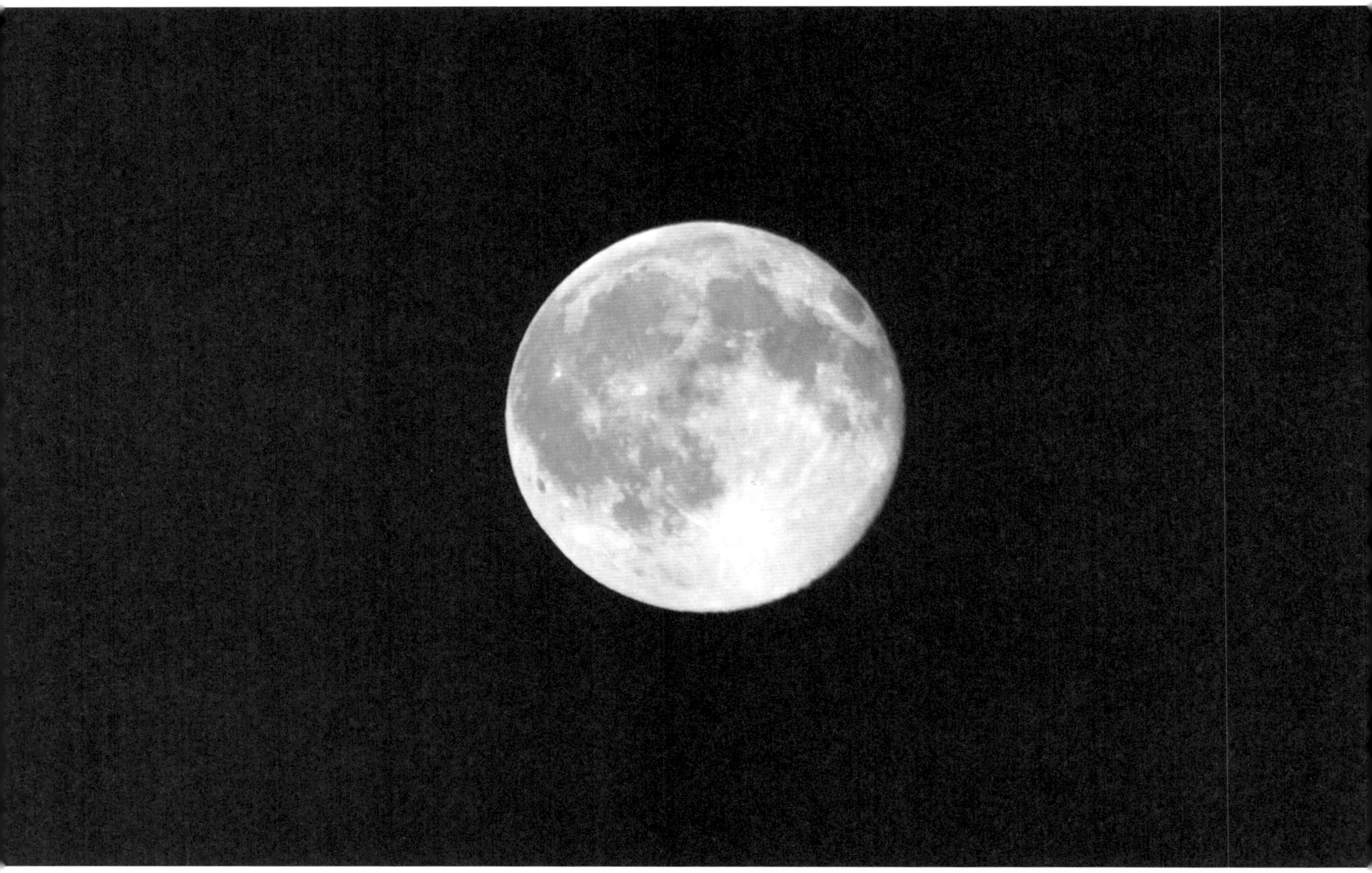

이야기해 보세요

- 무엇인지 아시겠어요?
  - 쟁반같이 둥근 달의 이름은 무엇일까요?
- 한 밤 중에 하늘 높이 떠있는 보름달을 보신 적이 있으시죠?
- 보름달을 보며 소원을 빈 적이 있으세요?
  - 있으시다면, 어릴 적에는 어떤 소원을 비셨는지 말씀해 보세요.
  - 없으시다면, 앞으로 이루어졌으면 하는 소원을 빌어 보세요.
- 보름달처럼 둥근 얼굴을 가진 가족이나 친구가 있으세요?
- 보름달에 얽힌 이야기 중 기억에 남는 이야기가 있으시면 말씀해 보세요. (예: 달에 사는 토끼 이야기)
- 사진을 보고 떠오르는 생각을 자유롭게 말씀해 보세요.

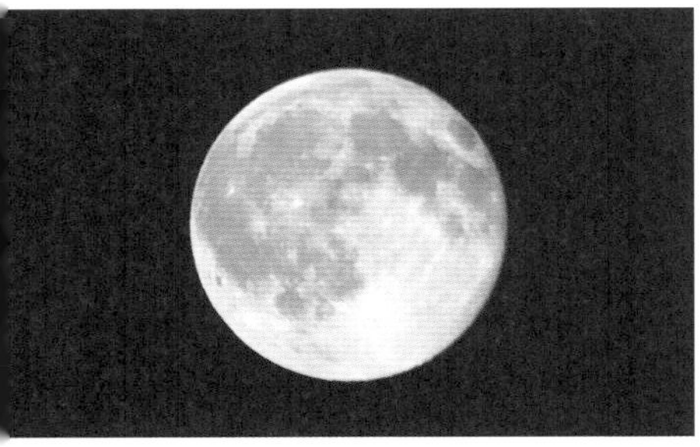

한번 해보세요

- 색종이를 보름달처럼 동그랗게 잘라 종이에 붙여 보세요.
- 집에 보름달처럼 둥근모양의 물건이 있는지 찾아 보세요.
- 동요 '달'을 한번 불러 보세요.
  가사가 기억나지 않는다면 다음 장을 참고해 주세요.
- 밤 하늘의 달을 보며 마음 속으로 소원을 한번 빌어보세요.

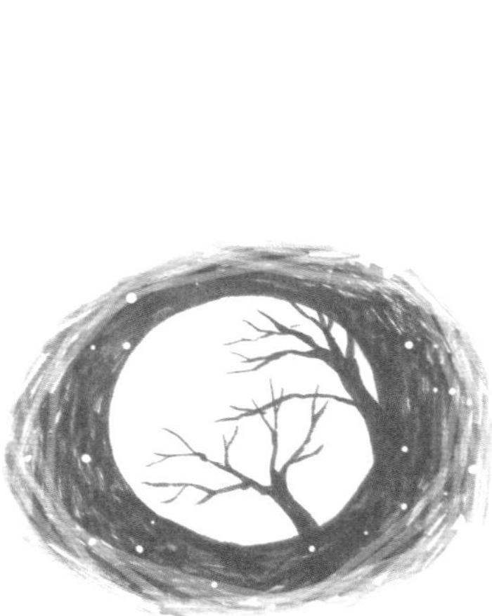

밤 하늘에 떠있는 보름달을 한번 그려보세요.

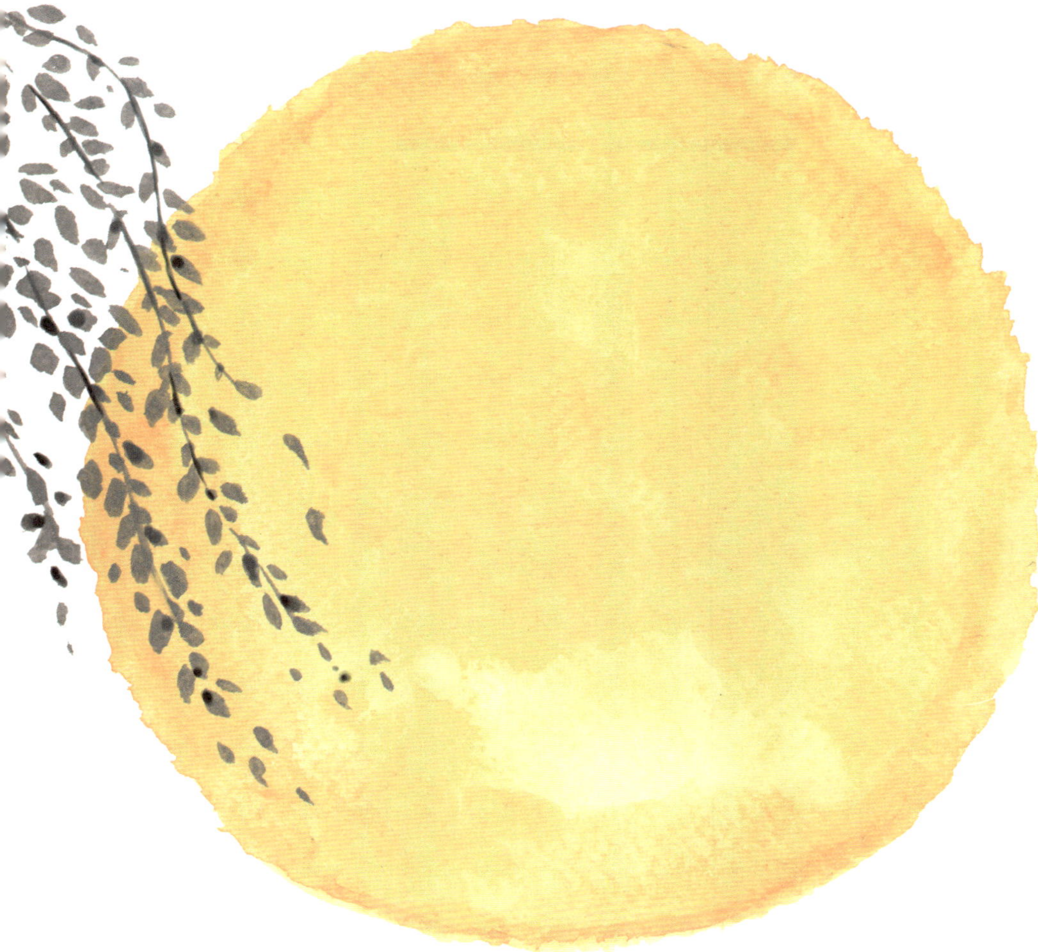

동요 달을 부르며, '달'이라는 단어가 나올 때마다
손가락으로 동그라미를 만들어 보세요.

달

달 달 무슨 **달** 쟁반같이 둥근 **달**
어디어디 떴나 남산위에 떴지
달 달 무슨 **달** 낮과 같이 밝은 **달**
어디어디 비추나 우리동네 비추지
달 달 무슨 **달** 거울같은 보름 **달**
무엇무엇 비추나 우리얼굴 비추지

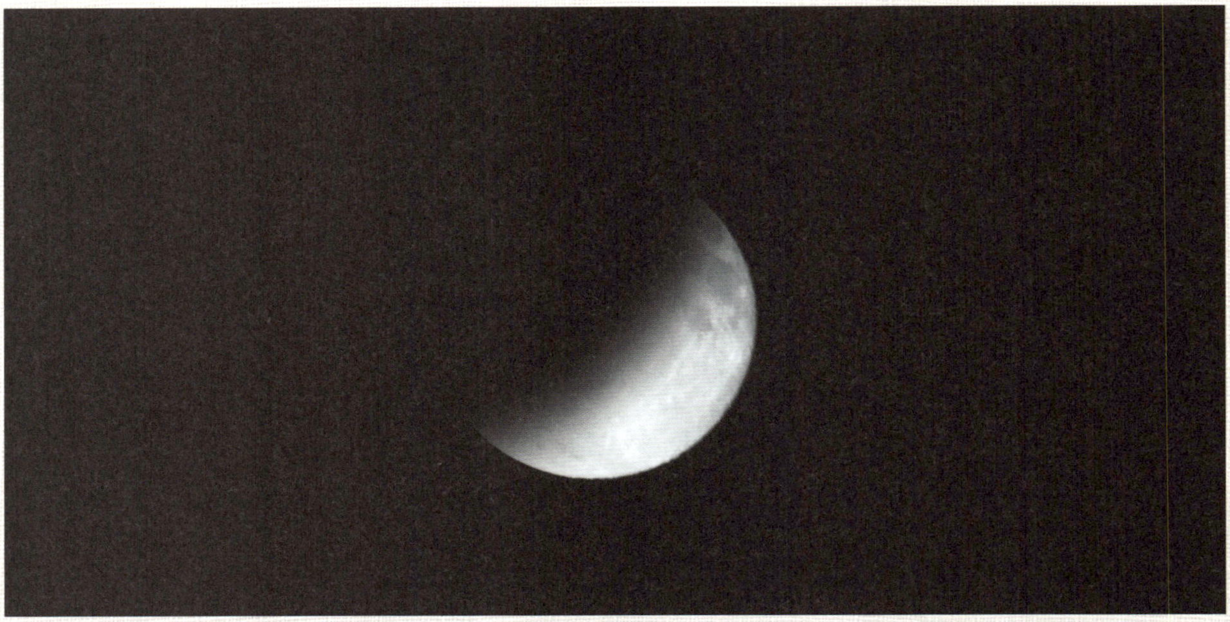

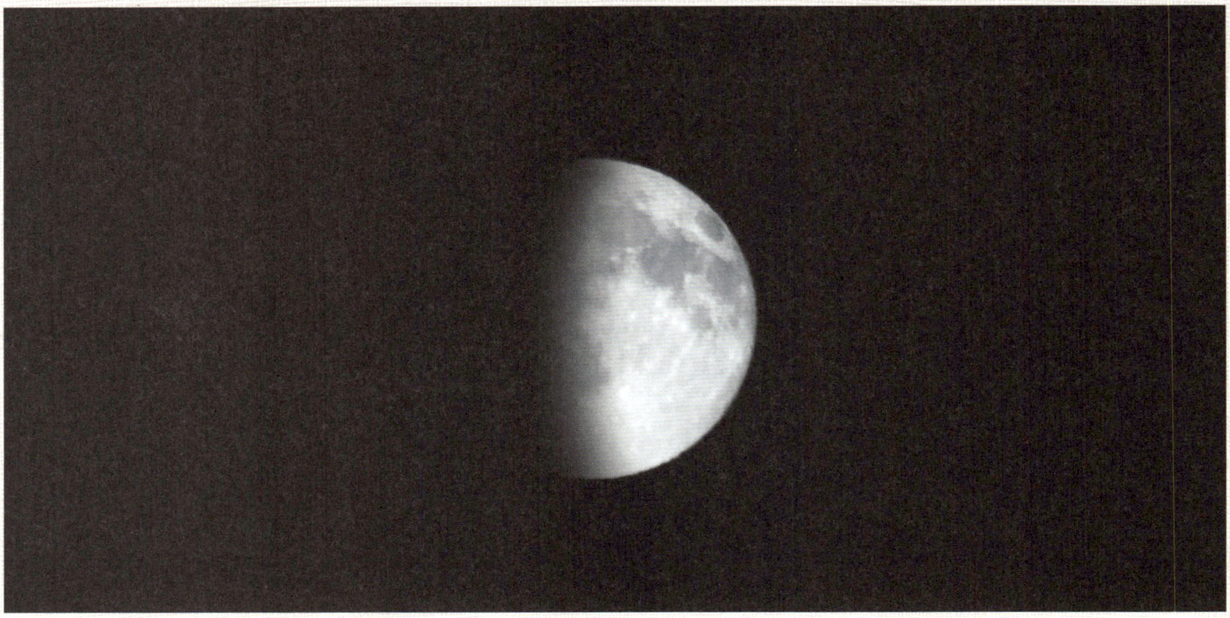

1 무슨 달인지 아시겠어요?
달의 이름을 말씀해 보세요.

3 달의 모양이 어떻게 다른지 한번 비교해 보세요.

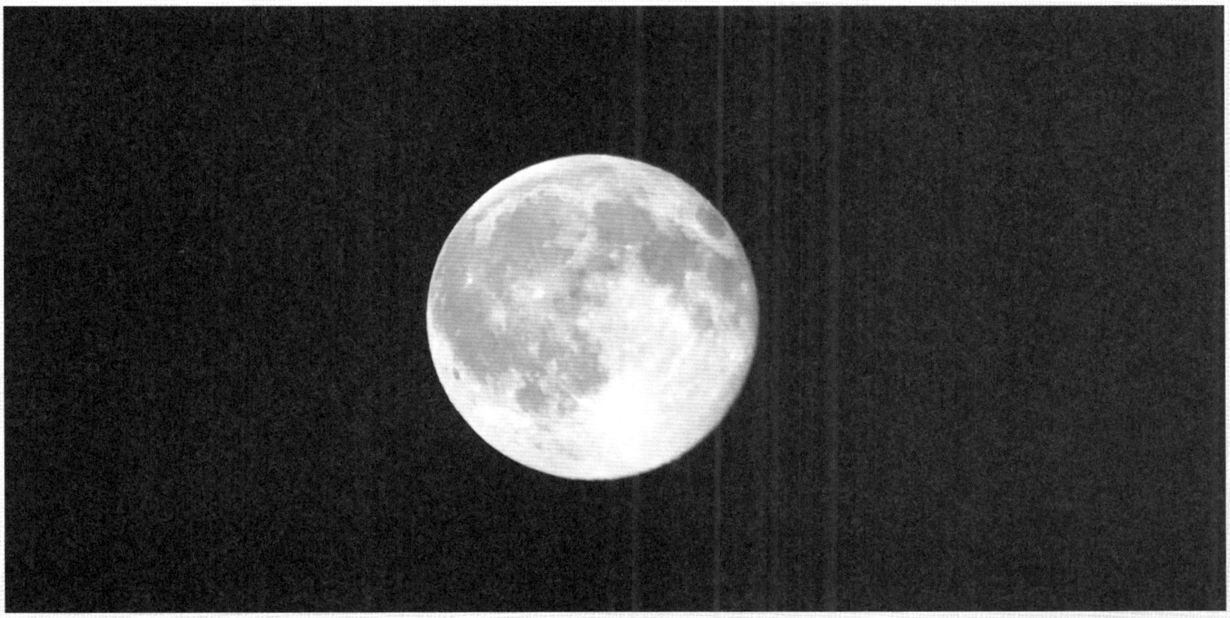

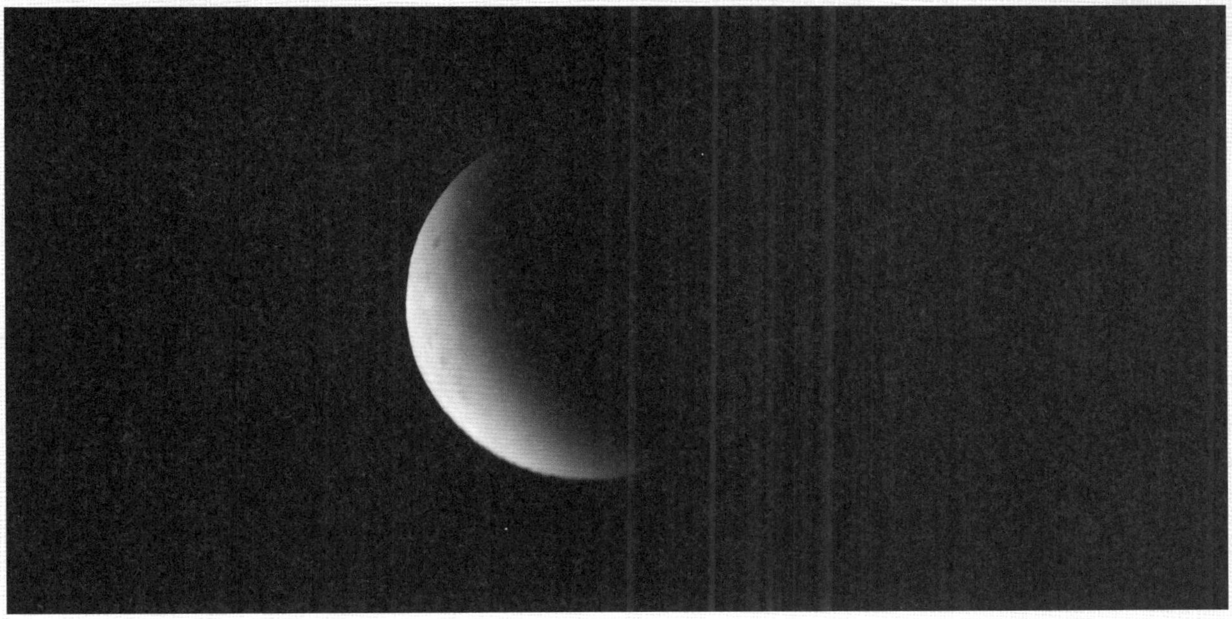

2 추석에는 어떤 모양의 달이 뜰까요?

4 초승달에서부터 그믐달까지 차례대로 짚어 보세요.

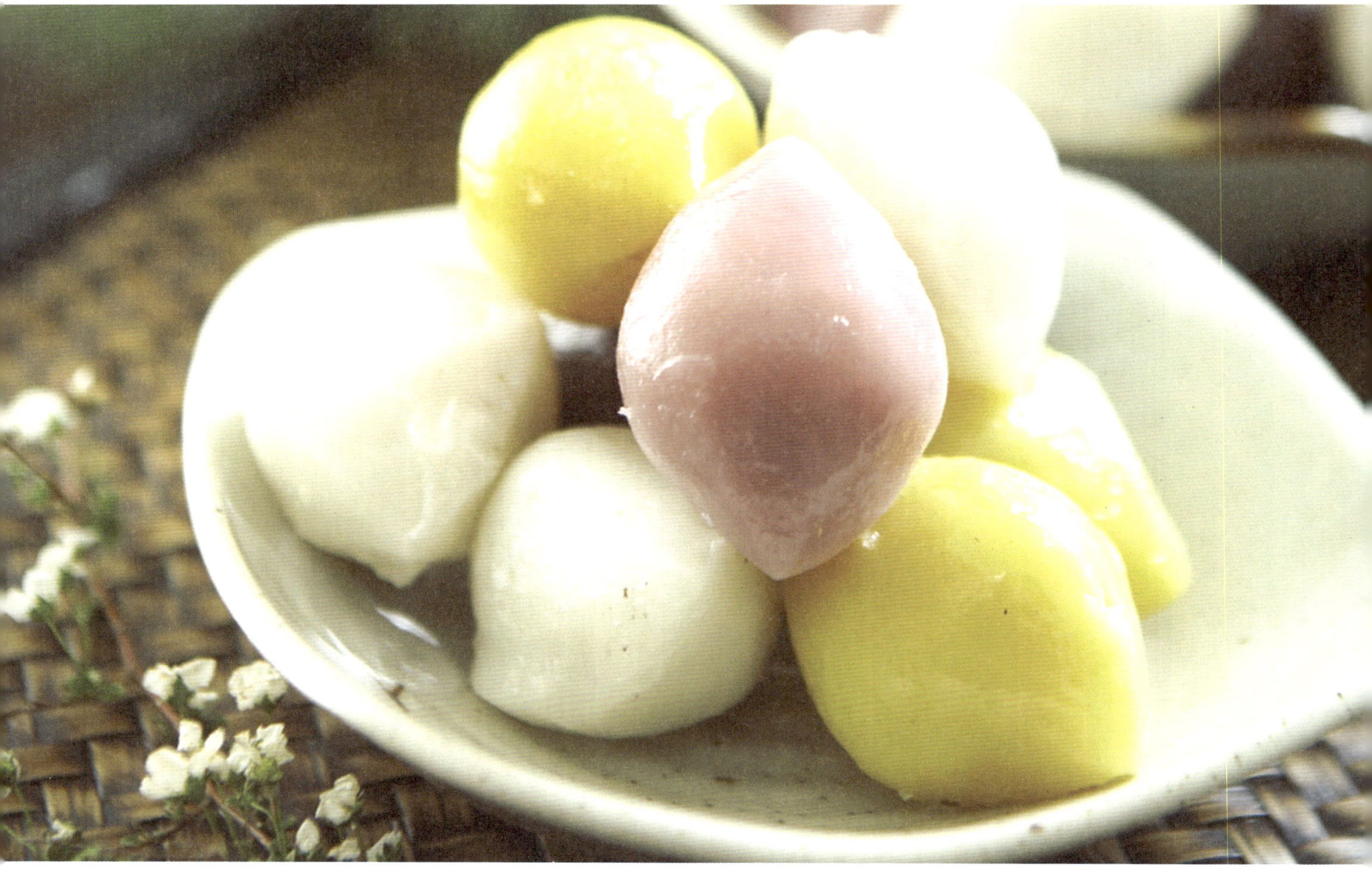

이야기해 보세요

- 무슨 음식인지 아시겠어요?

  추석에 주로 먹는 떡으로 두 글자 단어인 '이것'은 무엇일까요?

- 송편을 드셔보신 적이 있으시죠?
- 어떤 고물이 들어간 송편을 좋아하셨나요? (예: 깨, 밤, 녹두)
- 친척들과 둘러앉아 송편을 만들어본 적이 있으세요?
- '송편을 잘 빚어야 예쁜 아이를 낳는다'는 말을 들어본 적이 있으세요?
- 산에서 맛있는 송편을 찌기 위해 솔잎을 따 본적이 있으세요?
- 사진을 보고 떠오르는 생각을 자유롭게 말씀해 보세요.

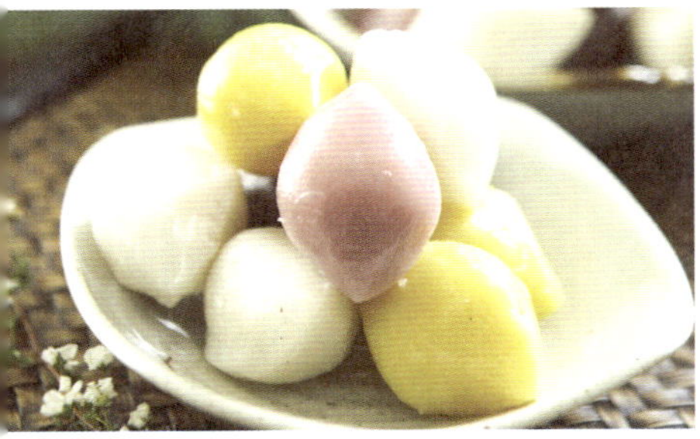

한번 해보세요

- 여러가지 고물을 넣고 맛있는 송편을 한번 만들어 보세요.

- 소나무의 솔잎을 한번 따 보세요.
  냄새나 촉감은 어떤지 살펴 보세요.

- 떡집에서 맛있는 송편을 사 드셔 보세요.
  집에서 만들어 먹던 송편의 맛과 비교해 보세요.

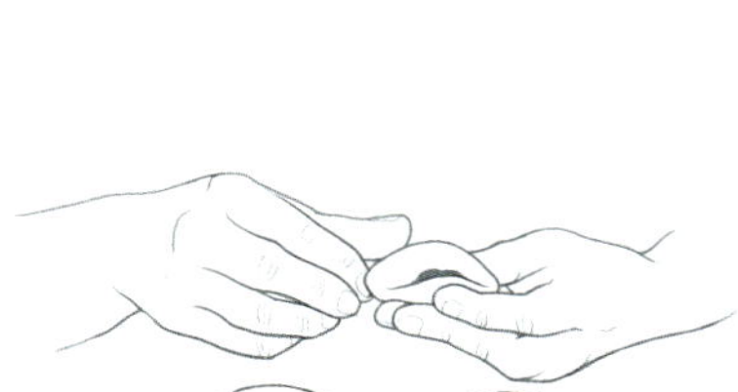

송편을 만드는 방법을 순서대로 적어보세요.

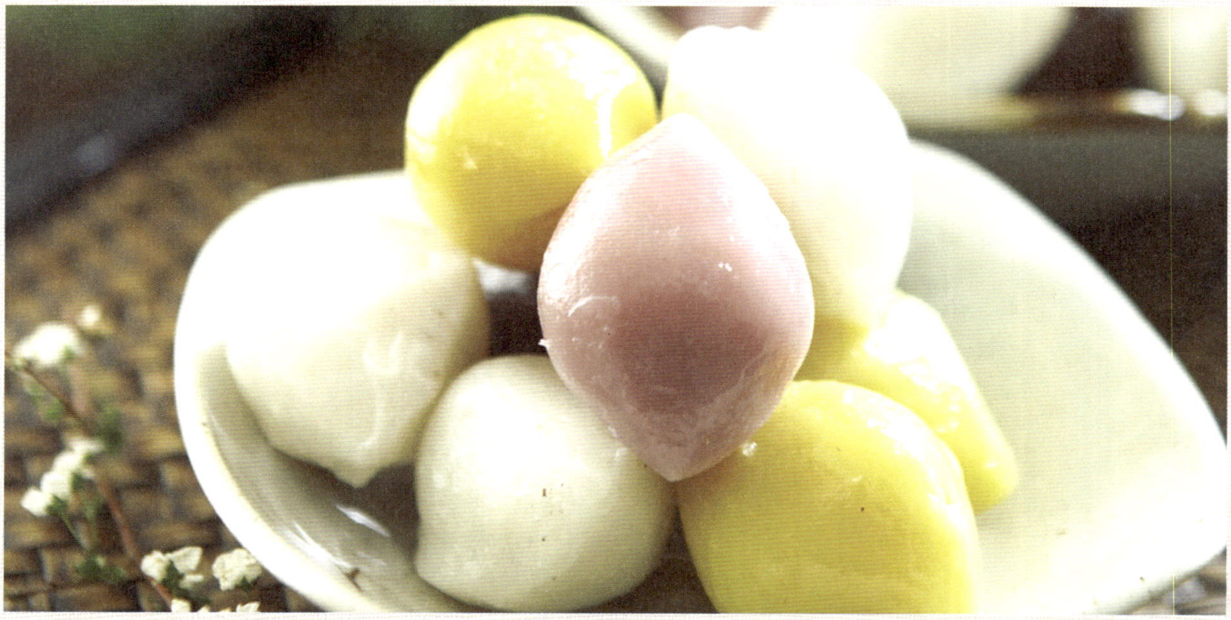

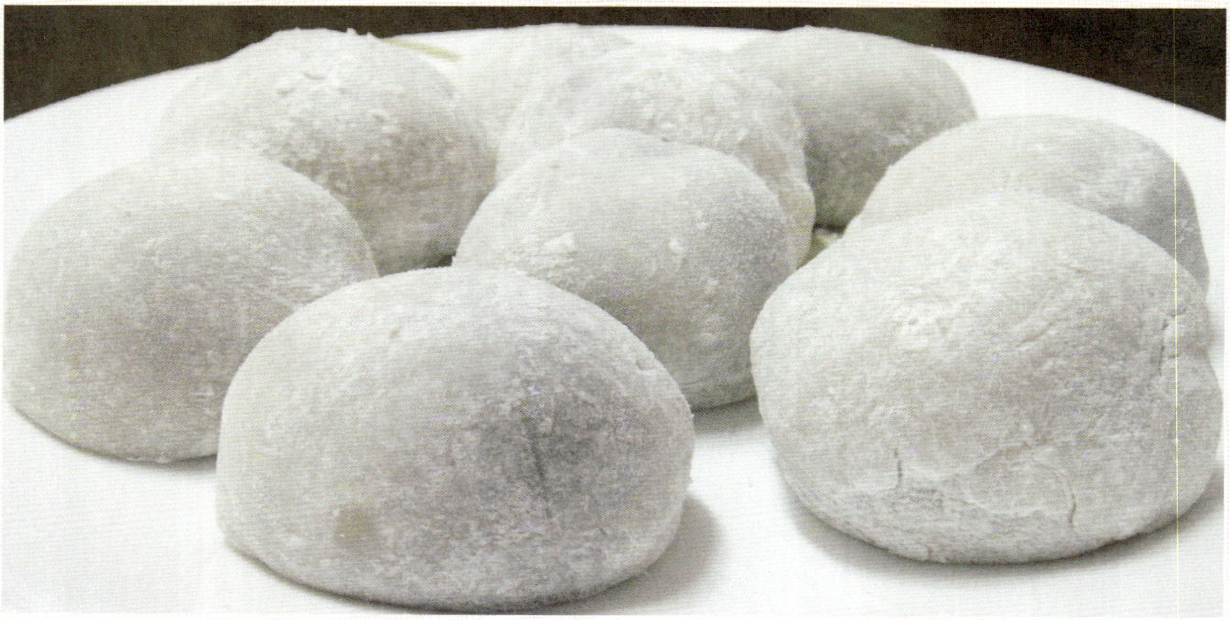

1 무슨 음식인지 아시겠어요?
음식의 이름을 말씀해 보세요.

3 쌀로 만든 음식을 모두 골라 보세요.

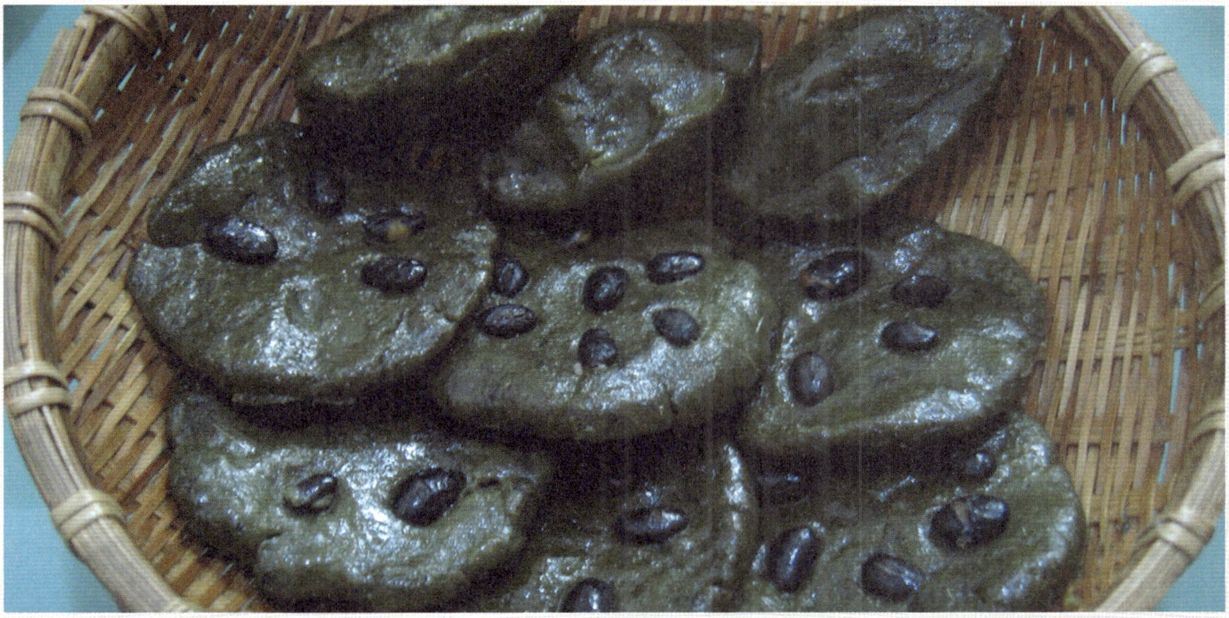

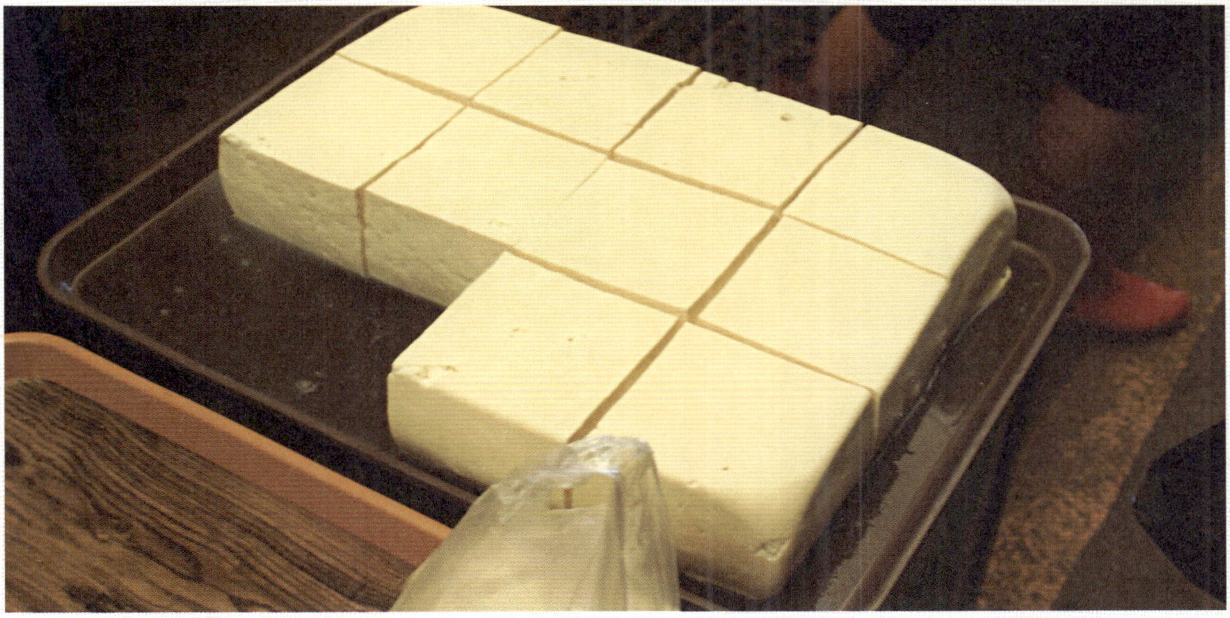

2 물에 불린 콩을 갈아서 만드는 음식을 골라 보세요.

4 깊은 밤 골목에서 떡장수가 팔던 떡을 골라 보세요.

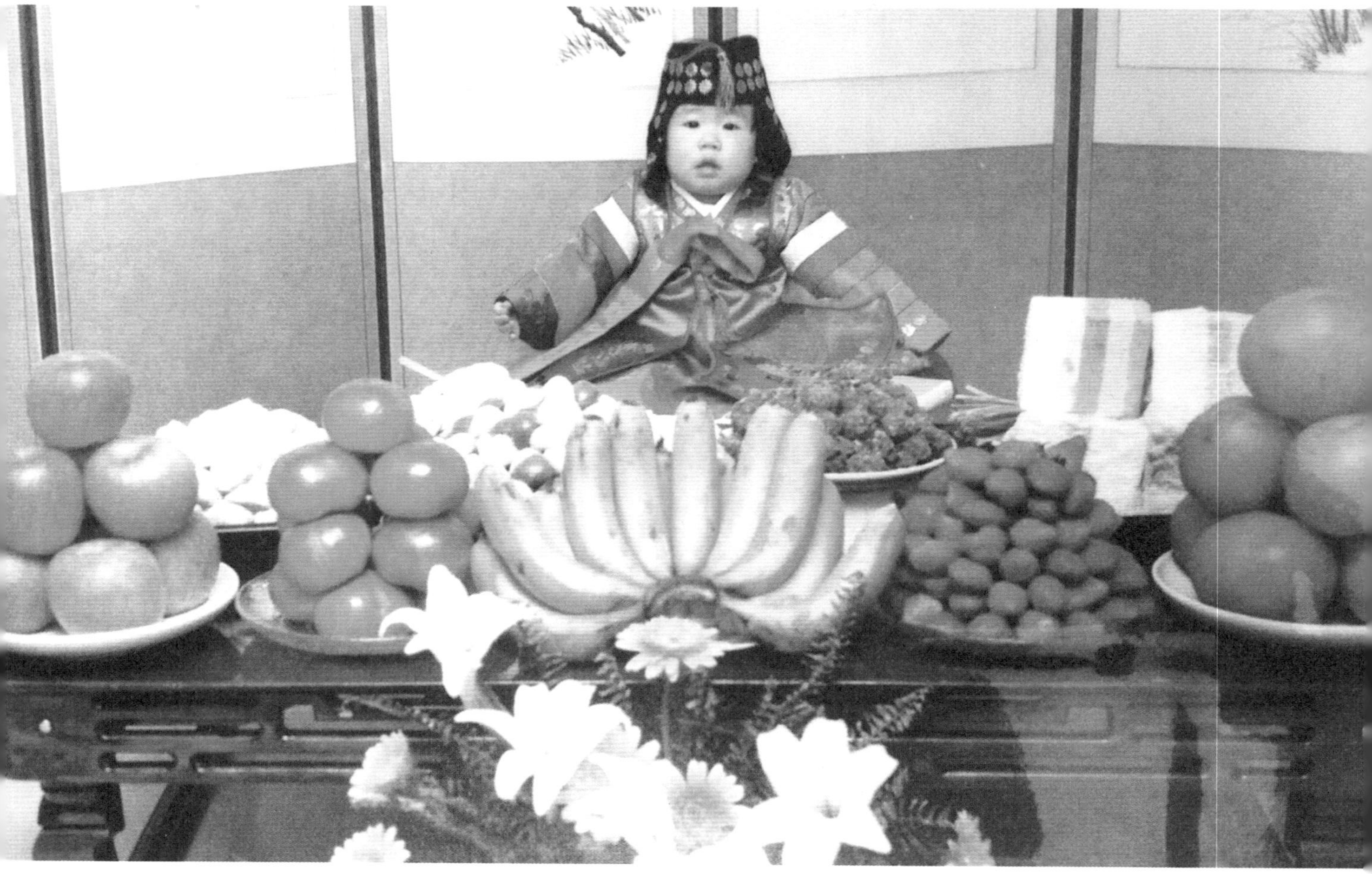

이야기해 보세요

- 무엇을 하는 장면인지 아시겠어요?

  아기가 태어난 지 1년이 되는 날 무엇을 하지요?

- 돌잔치에 가본 적이 있으시죠?

- 어르신께서는 돌잡이를 하셨나요?
  돌잡이에서 무엇을 잡았나요?

- 어르신의 자녀나 손주의 돌잔치를 기억하시나요?
  누가 참석했었나요?

- 돌 잔치에 아이가 너무 울어서 곤란했던 적은
  없으셨어요?

- 사진을 보고 떠오르는 생각을 자유롭게 말씀해 보세요.

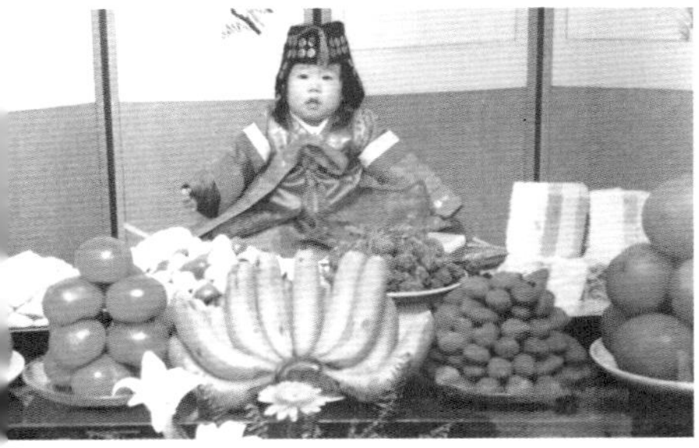

한번 해보세요

- 잡채나 불고기와 같이 맛있는 잔치 음식을 한번 만들어 보세요.
- 어르신의 자녀나 손주에게 돌잔치에 있었던 일에 대해 이야기해 주세요.
- 어르신의 앨범에서 자녀나 손주의 돌 사진이 있는지 찾아 보세요.
- 집에 돌잡이 용품(쌀, 붓, 돈, 실 등)이 있는지 한번 찾아 보세요.
- 가족이나 친구의 손주가 돌잔치를 한다면 한번 찾아가 보세요. 요즘의 돌잔치는 옛날의 돌잔치에 비해 어떻게 달라졌는지 비교해 보세요.

어린 시절 어머니께서 해주셨던
잔치 음식을 모두 적어보세요.

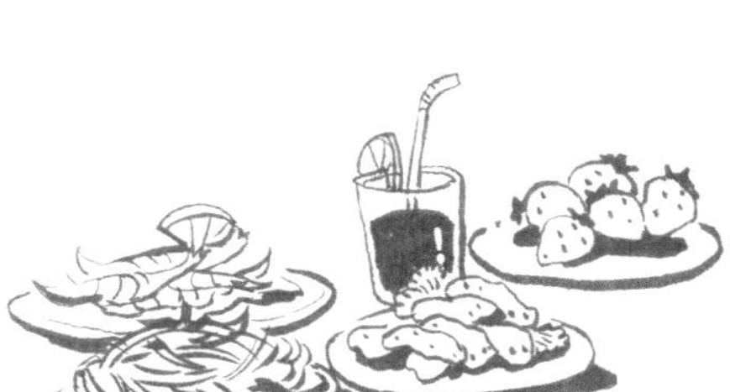

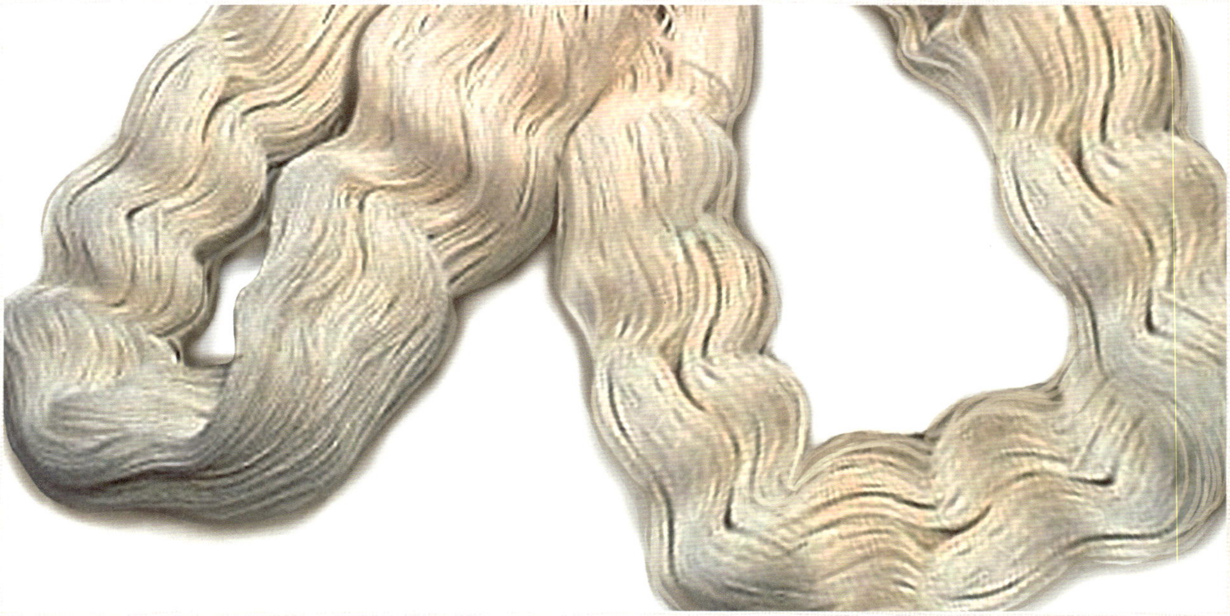

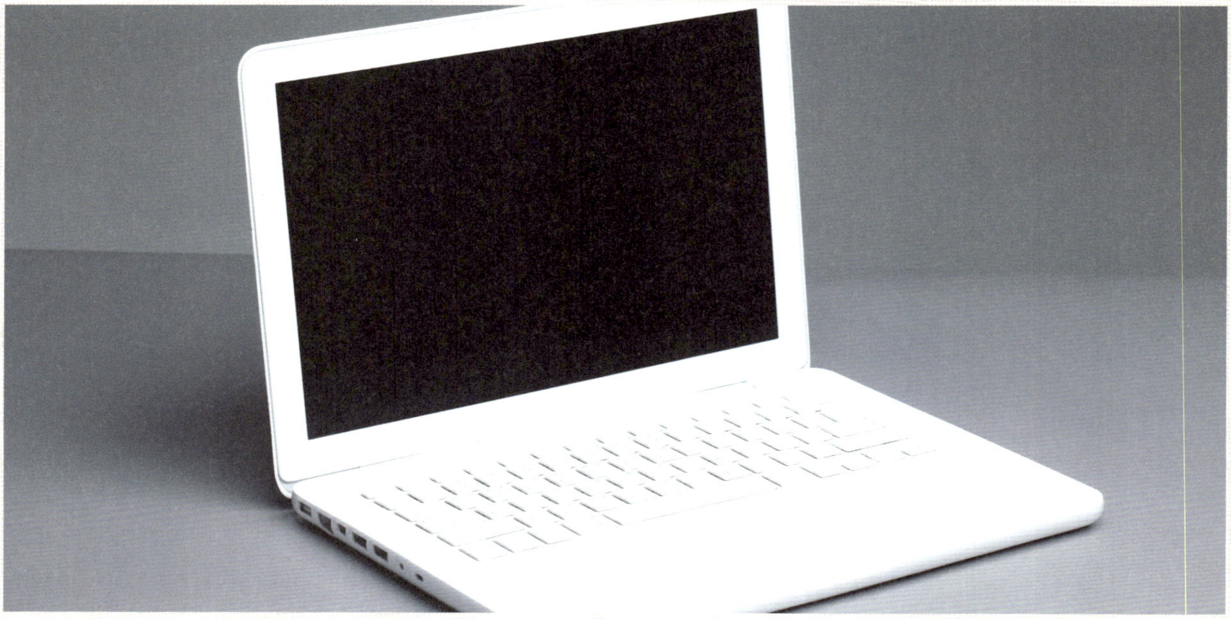

1 무슨 물건인지 아시겠어요?
물건의 이름을 말씀해 보세요.

3 돌잡이 물건을 모두 골라 보세요.

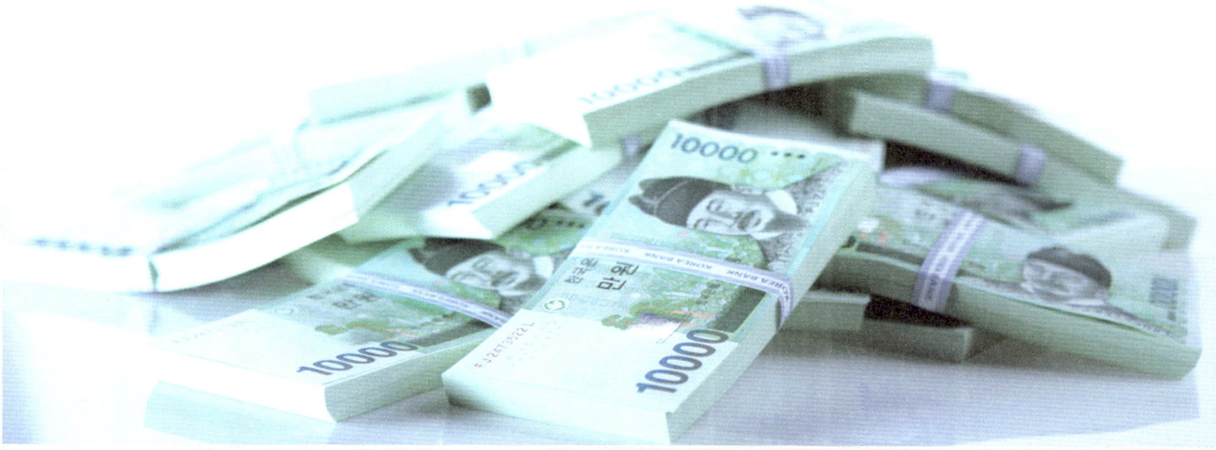

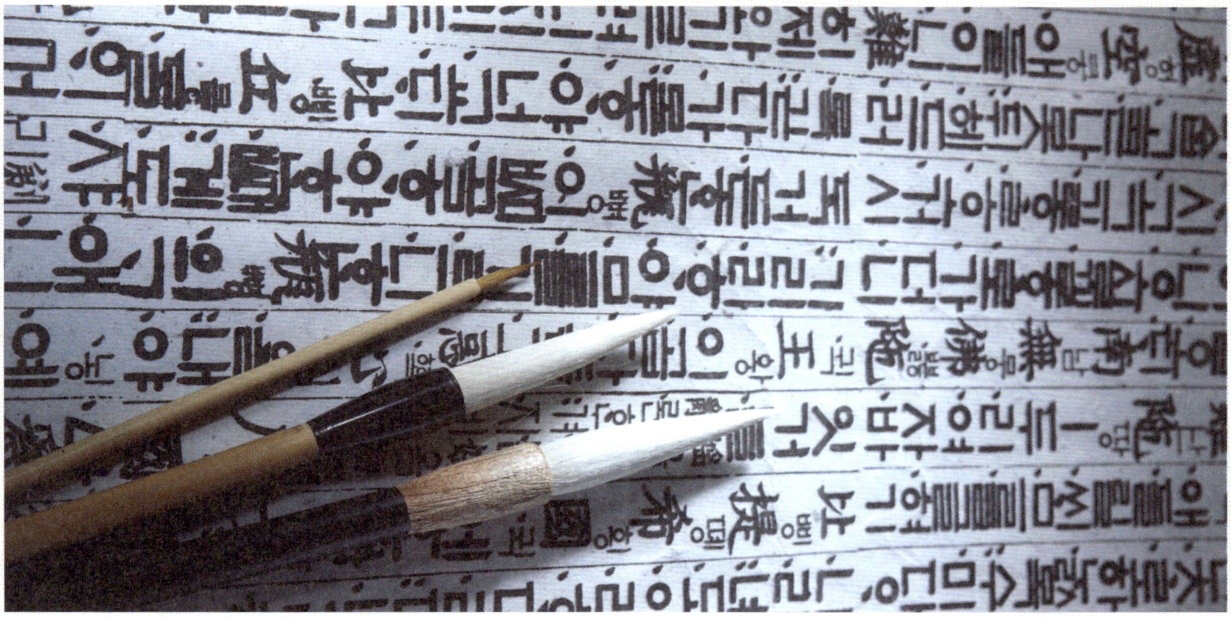

2 돌잡이 물건 중 부자를 의미하는 물건은 무엇일까요?

4 돌잡이 물건 중 장수를 의미하는 물건은 무엇일까요?

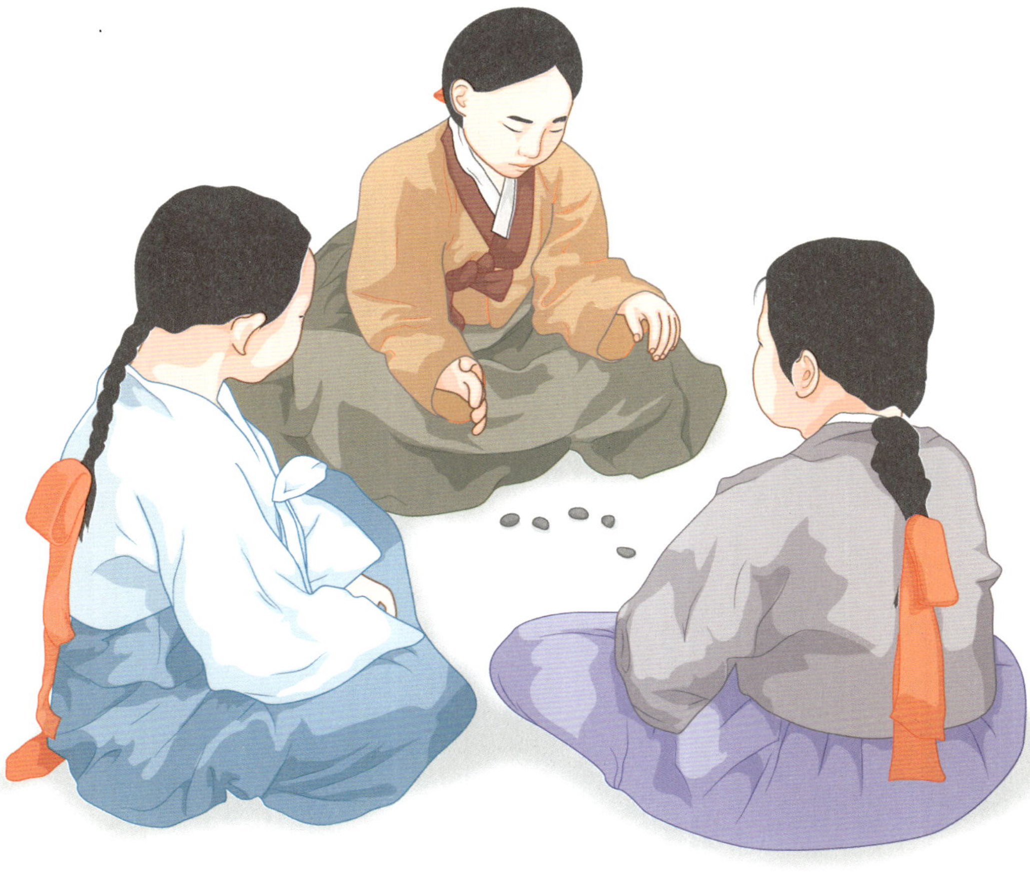

이야기해 보세요

- 아이들이 무슨 놀이를 하는지 아시겠어요?
  - 작은 돌멩이들을 던지고 잡는 놀이는 무엇일까요?
- 공기놀이를 해본 적이 있으세요?
- 공기놀이를 잘하는 편이셨나요?
  - 잘하는 편이셨다면, 몇 살 때까지 공기놀이를 하셨는지 말씀해 보세요.
  - 잘하는 편이 아니셨다면, 공기놀이를 유난히 잘했던 친구가 누구였는지 말씀해 보세요.
- 공기놀이를 하다가 손이 새까맣게 되신 적은 없으셨나요?
- 공기놀이를 하다가 친구와 다툰 경험은 없으세요?
- 사진을 보고 떠오르는 생각을 자유롭게 말씀해 보세요.

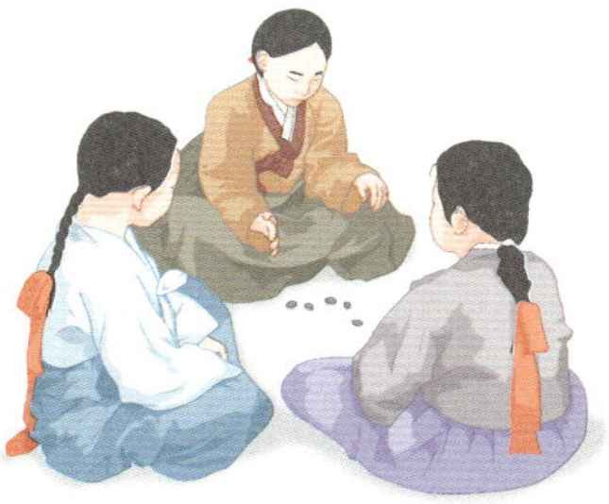

한번 해보세요

- 편평한 바닥에서 공기 놀이를 한번 해보세요.
- 가족이나 친구와 함께 공놀이를 해보세요.
  공이나 가벼운 물건을 손으로 던져 주고 받아 보세요.
- 찰흙으로 공깃돌을 만들어 보세요. 공깃돌이 굳어
  단단해지면 직접 만든 공깃돌로 공기놀이를 해보세요.
- 가까운 놀이터나 잔디밭에서 공깃돌로 사용할 수 있을
  법한 작고 둥그런 돌멩이를 골라 보세요.
- 문방구에서 요즘 나오는 공기를 구경해 보세요.
  예전에 가지고 놀던 공기와 어떻게 달라졌는지
  비교해 보세요.

공기놀이의 놀이 규칙을 한번 적어보세요.

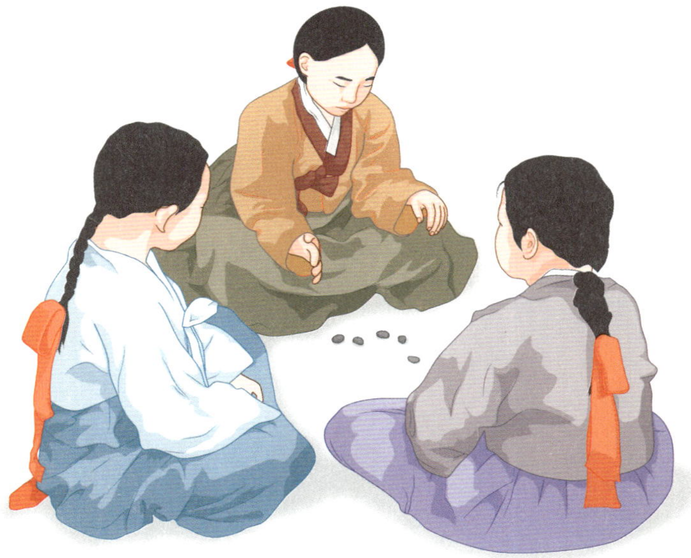

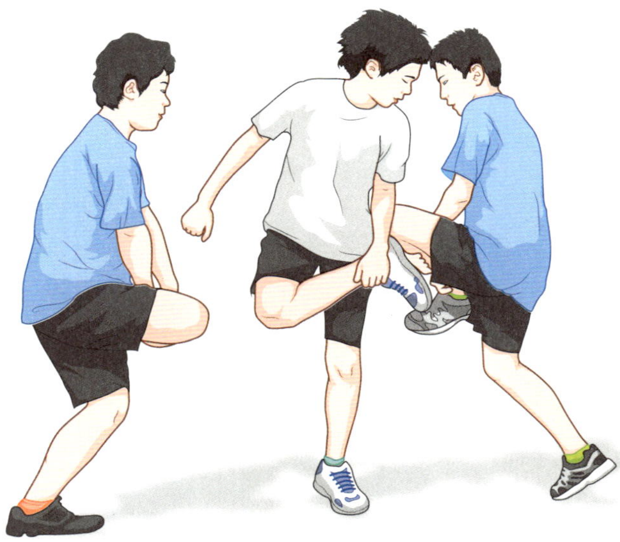

1 무엇을 하는 장면인지 아시겠어요?

3 바닥에 앉아서 할 수 있는 놀이는 무엇일까요?

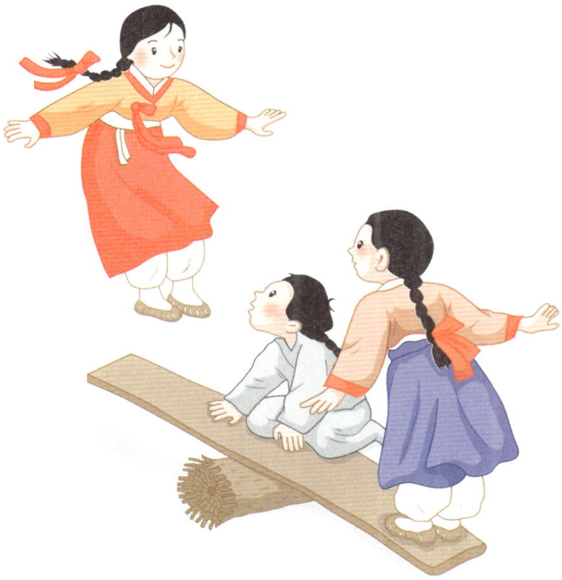

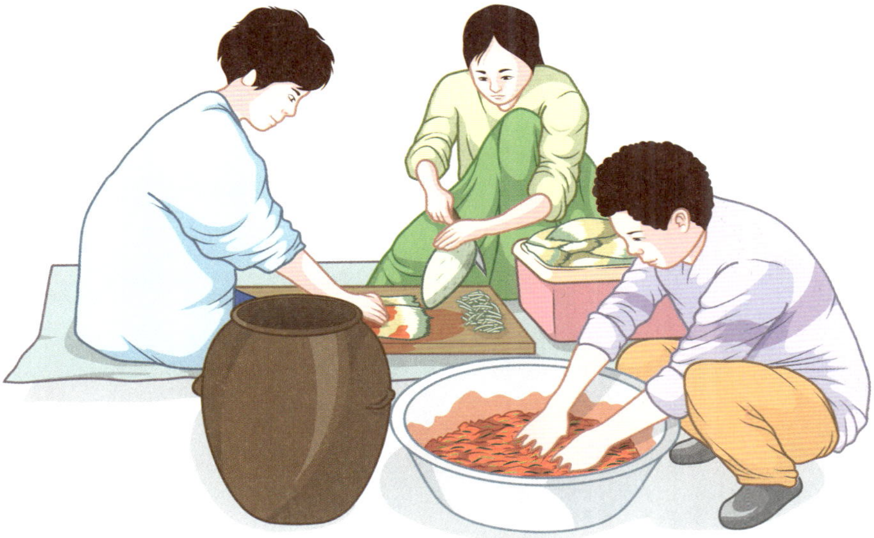

2 남자 아이들이 많이 하던 놀이는 무엇일까요?

4 놀고 있는 장면이 아닌 것을 한 가지만 골라 보세요.

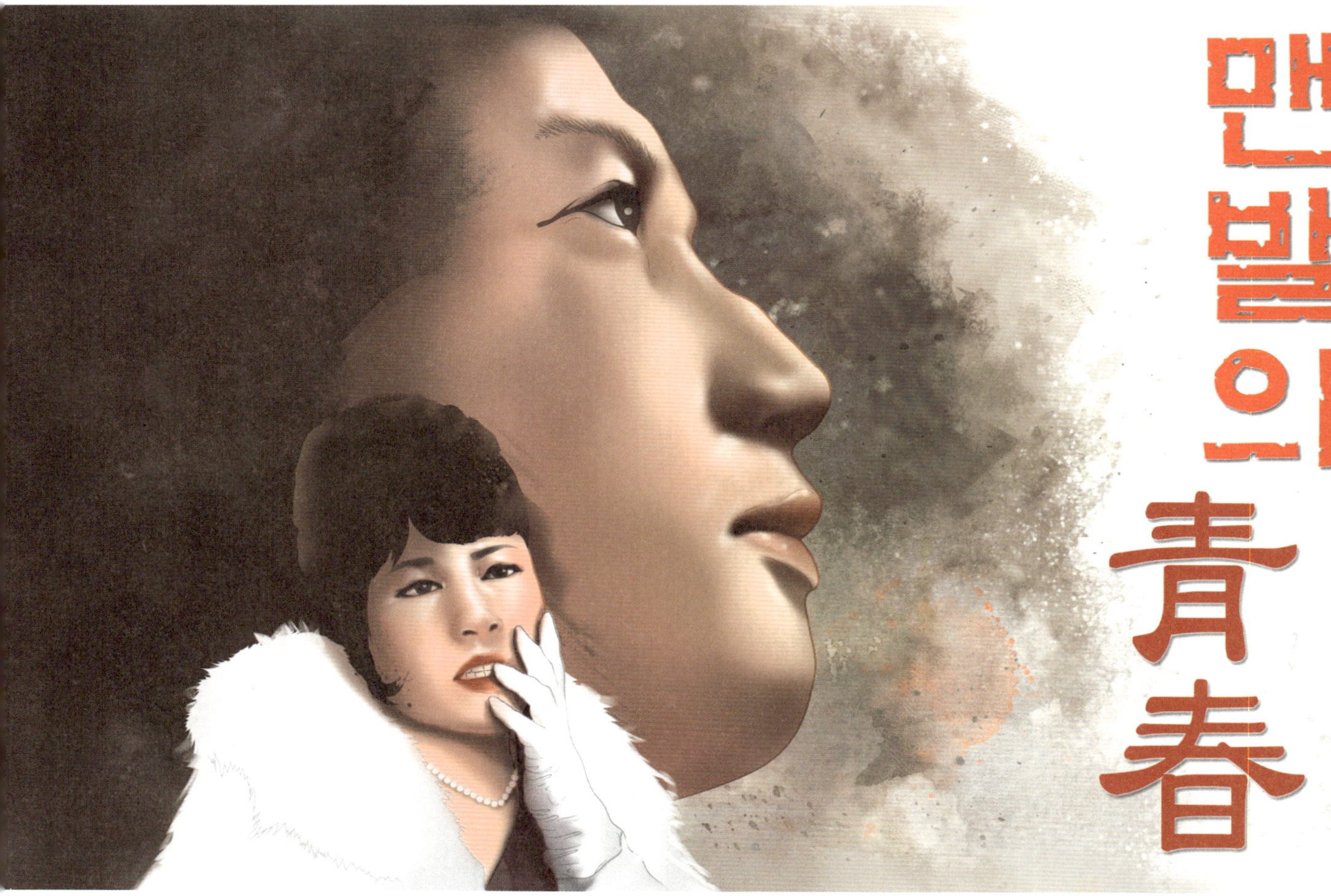
맨발의
青春

이야기해 보세요

- 무순 영화인지 아시겠어요?

  신성일과 엄앵란이 출연한 영화로 이름이 '맨'으로 시작하는 영화는 무엇일까요?

- '맨발의 청춘'을 보셨나요?
- '맨발의 청춘'은 어디에서 보셨나요?
- '맨발의 청춘'이 상영하던 시절에 영화관의 관람료는 얼마였나요?
- '맨발의 청춘' 외에 신성일이나 엄앵란이 출연한 다른 영화를 기억하세요?
- 영화관에 가면 볼 수 있었던 대한뉴스를 기억하세요?
- 사진을 보고 떠오르는 생각을 자유롭게 말씀해 보세요.

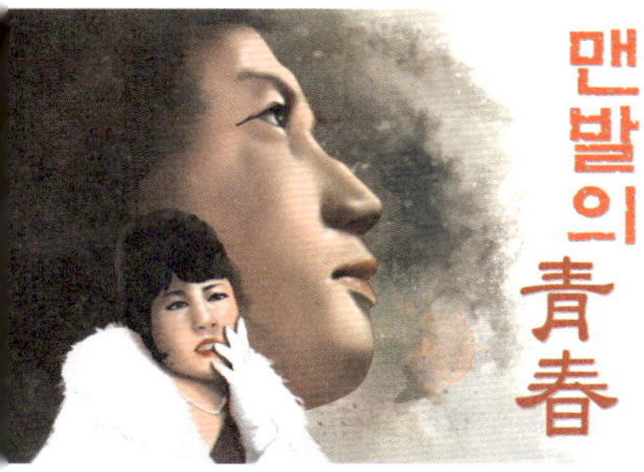

한번 해보세요

- '맨발의 청춘'을 한번 감상해 보세요.
- 어린 시절 어르신께서 가장 좋아하셨던 영화를 감상해 보세요.
- 영화관을 찾아가서 요즘 상영하고 있는 영화를 한번 감상해 보세요.
- 신문에서 콘서트, 연주회 등의 공연에 대한 기사가 있는지 찾아 보세요.
- 요즘 신성일은 무엇을 하고 있는지 알아 보세요.

가장 좋아했던 영화의 제목과 줄거리를 적어보세요.

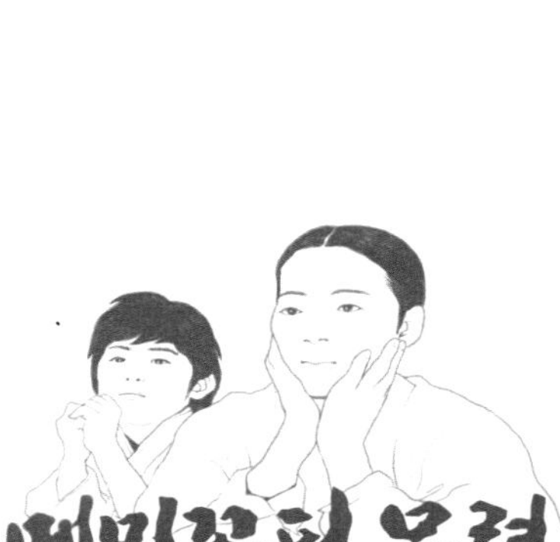

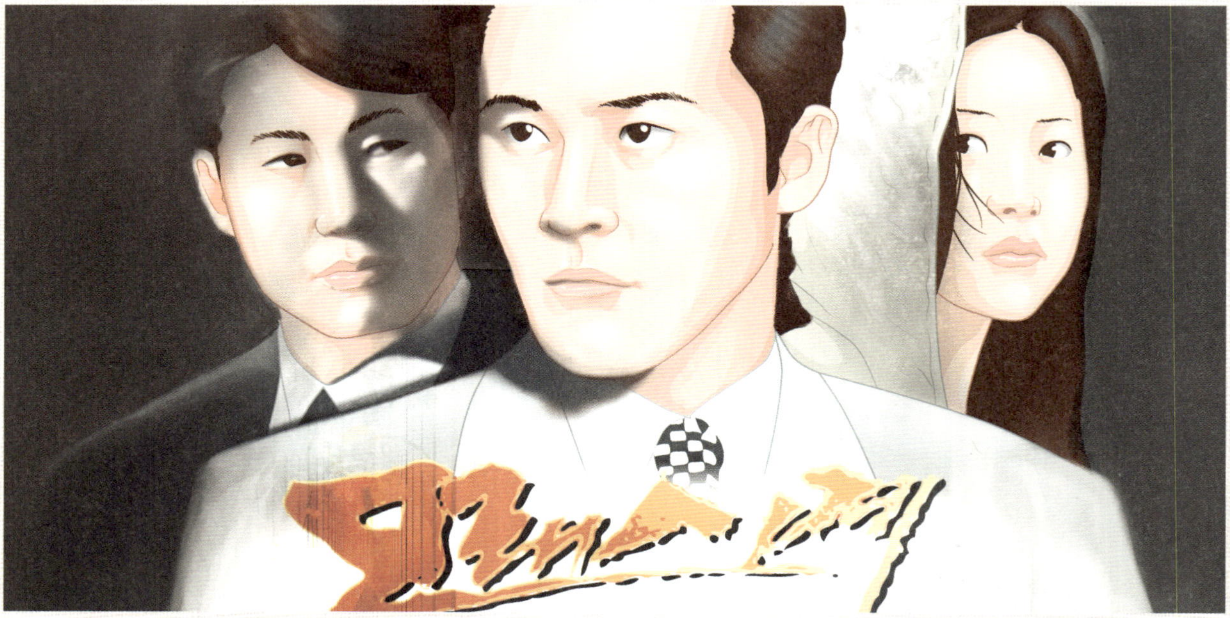

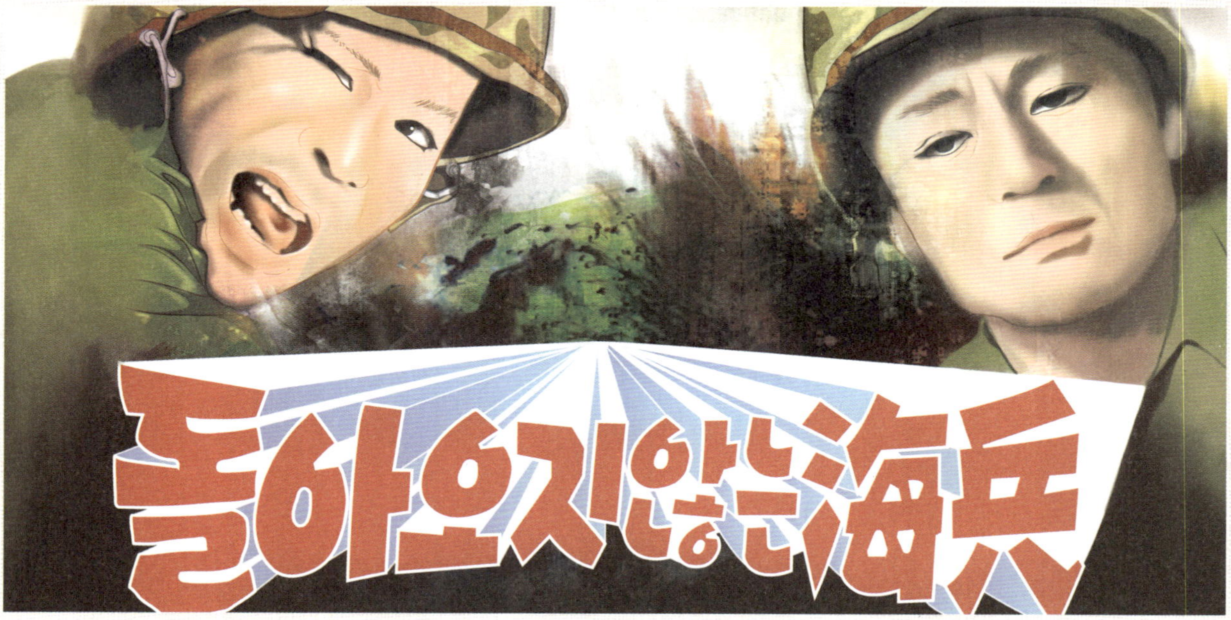

1 무슨 사진인지 말씀해 보세요.

3 서로 어떻게 다른지 한번 설명해 보세요.

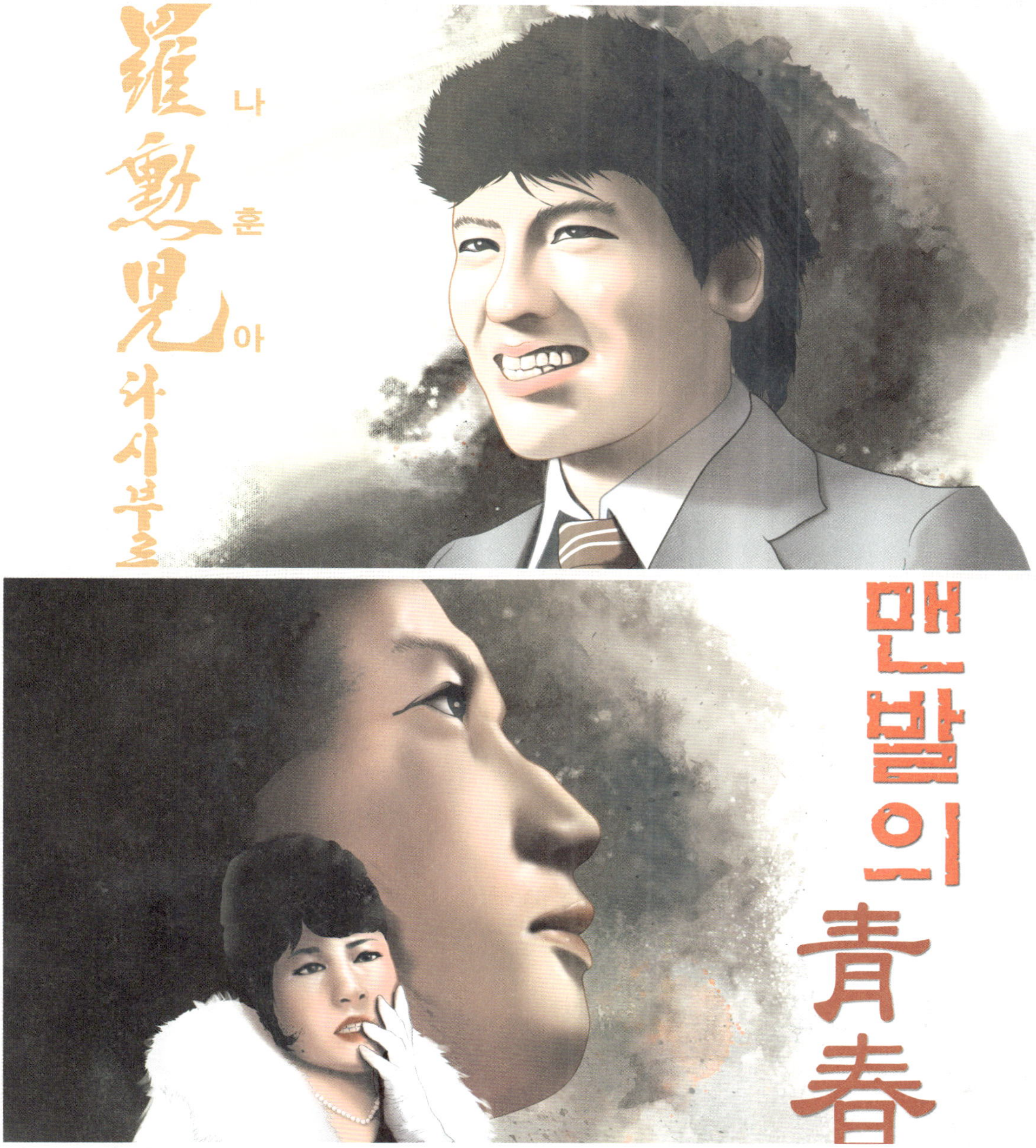

2 가장 최근에 방송된 드라마는 무엇일까요?

4 작품의 종류가 영화인 것을 모두 골라 보세요.

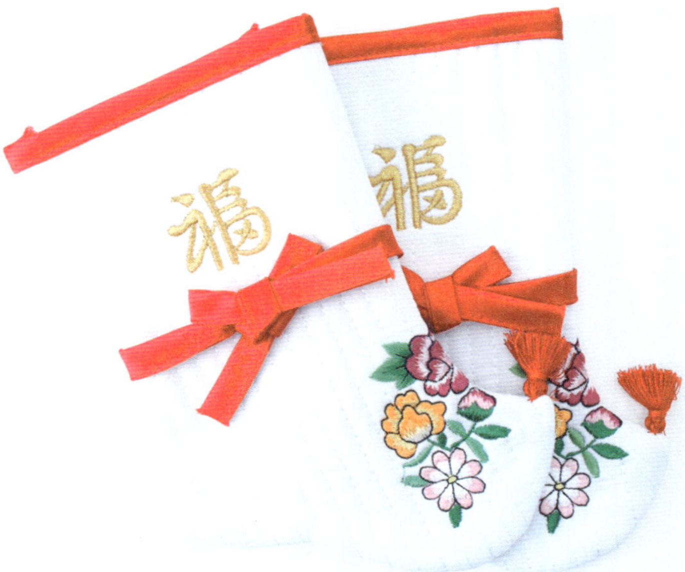
福
福

이야기해 보세요

- 무엇인지 아시겠어요?
  - 양말처럼 발에 신는 것으로 두 글자 단어인 '이것'은 무엇일까요?
- 버선을 신어 본 적이 있으세요?
- 양말을 신는 것을 좋아하셨나요?
  - 좋아하셨다면, 어르신께서 즐겨 신던 양말의 목이 어디까지 왔었는지 말씀해 보세요.
  - 좋아하지 않으셨다면, 맨발로 돌아다니다 어른들께 혼이 난적은 없었는지 말씀해 보세요.
- 어린 시절 어르신께서 신던 버선은 주로 무슨 색깔이었나요?
- 어린 시절 어르신께서는 버선과 양말 중에 어느 것을 더 많이 신으셨나요?
- 버선이나 양말에 구멍이 나서 실과 바늘로 꿰매어 본 적이 있으세요?
- 사진을 보고 떠오르는 생각을 자유롭게 말씀해 보세요.

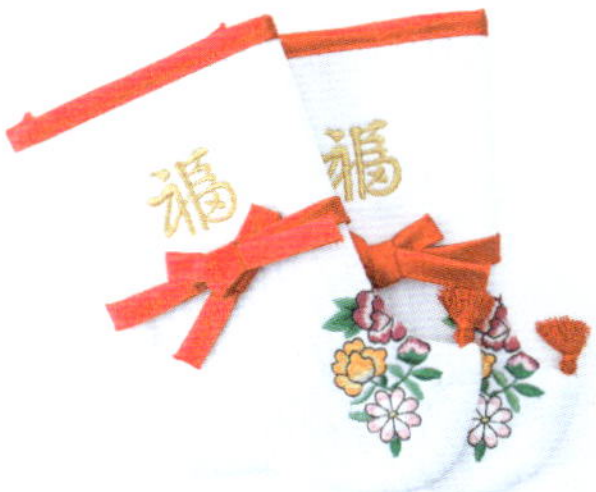

한번 해보세요

- 깨끗하게 세탁한 양말의 짝을 맞추어 정리해 보세요.
- 집에 양말이 모두 몇 켤레가 있는지 세어 보세요.
  짝이 없는 양말도 모두 몇 켤레인지 세어 보세요.
- 집에 한복이 있다면 한번 입어 보세요.
  한복의 길이나 품이 여전히 잘 맞는지 확인해 보세요.
- 주말에는 양말을 파는 곳에 한번 가보세요.
  요즘은 어떤 모양의 양말이 나오는지,
  가격은 어느 정도인지 살펴 보세요.

한복을 입을 때 신고 다녔던 버선을 한번 그려보세요.

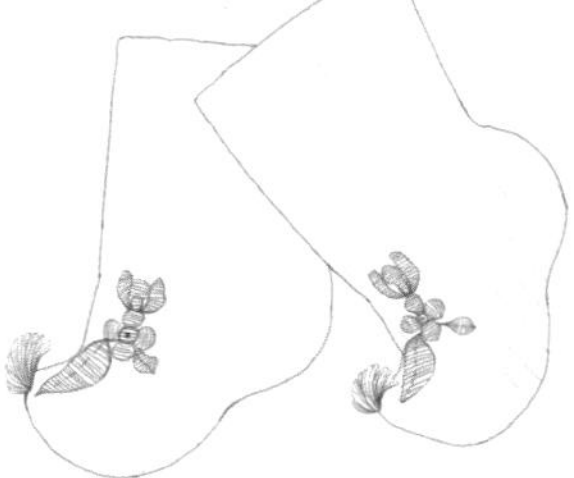

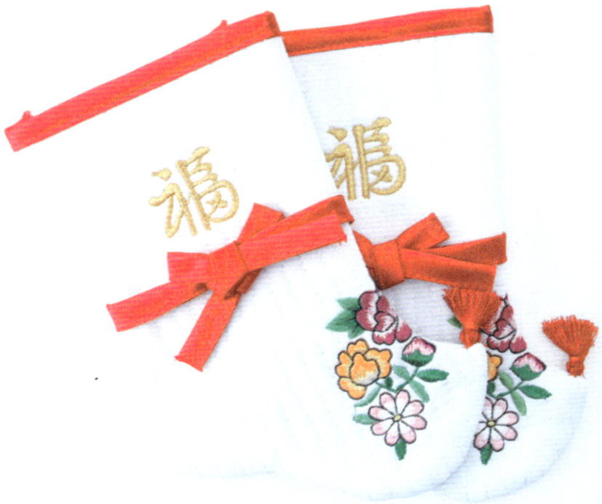

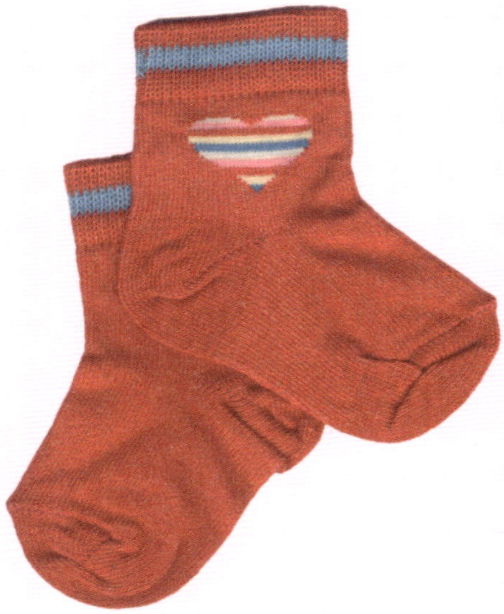

1 무슨 양말인지 아시겠어요?

3 발가락에 무좀이 생겼을 때 신으면 좋은 양말을
골라 보세요.

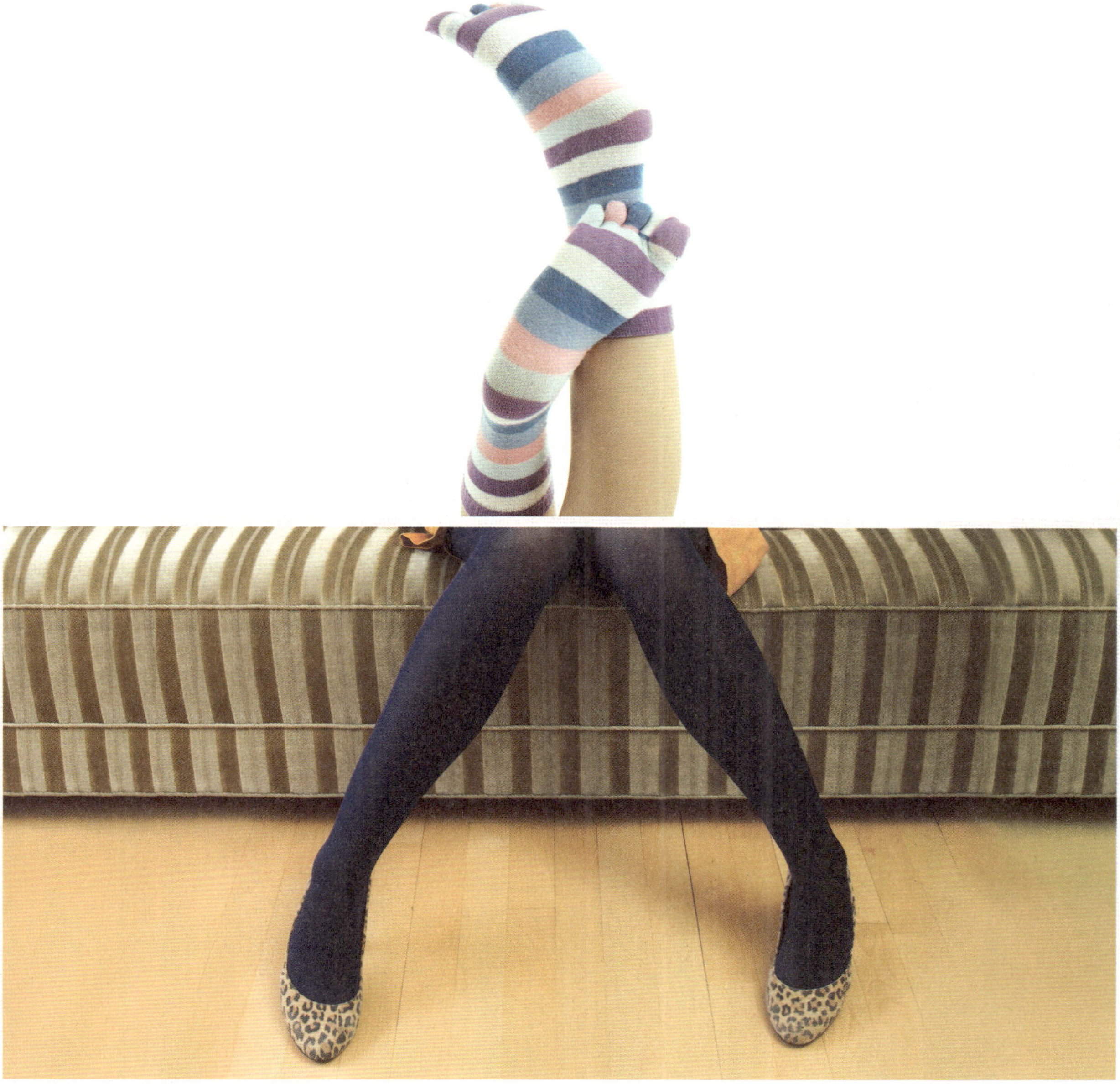

2 한복에 어울리는 양말을 골라 보세요.

4 여자들만 신는 양말은 무엇일까요?

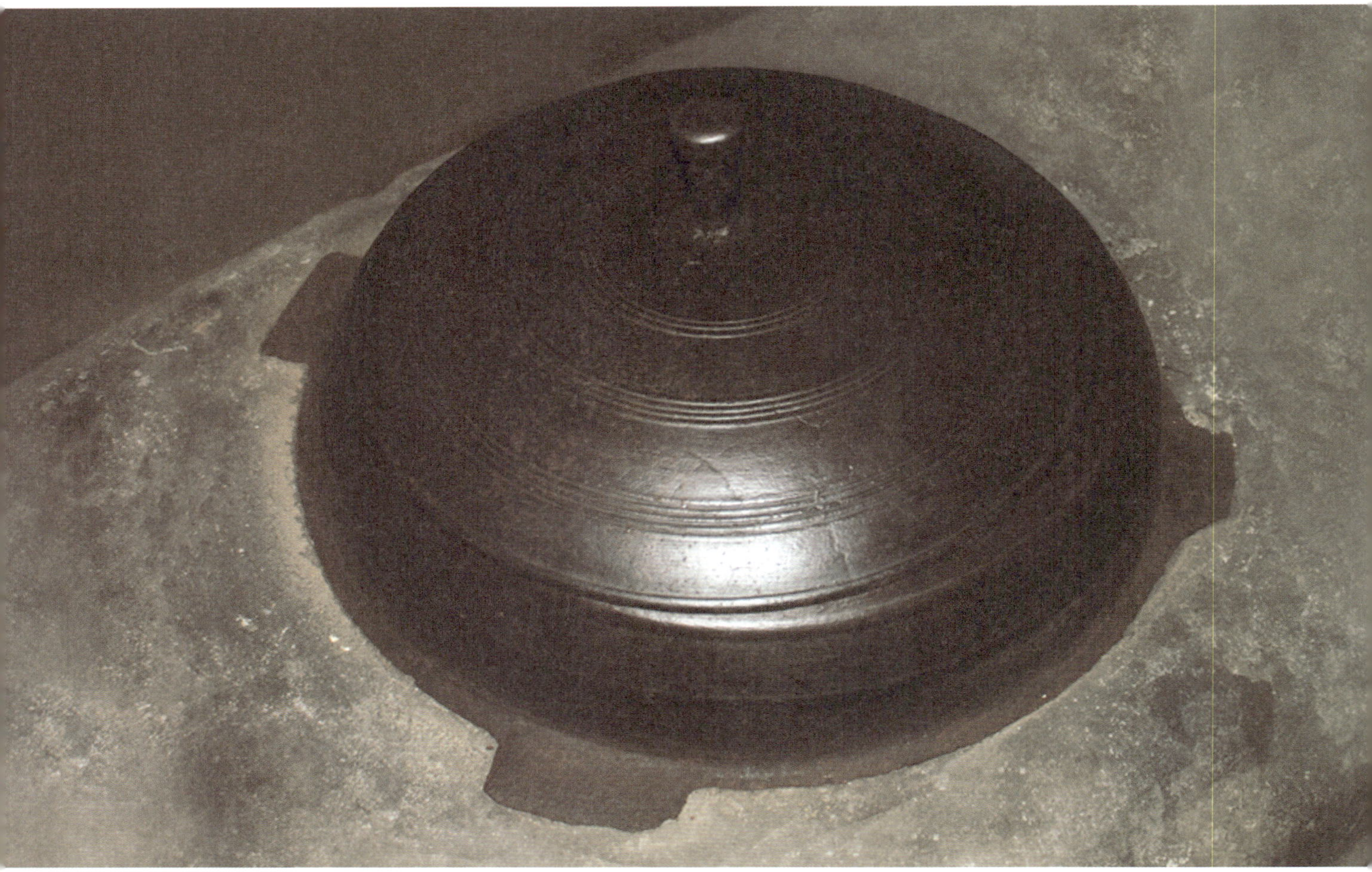

이야기해 보세요

- 무엇인지 아시겠어요?

  아궁이 위에 솥을 올려두는 곳을 무엇이라 하지요?

- 어린 시절 어머니는 부뚜막에서 무엇을 하셨나요?
- 부뚜막에서 어머니를 도와 음식을 만들어보신 적이 있으세요?
- 어르신의 댁에는 언제까지 부뚜막이 있었나요?
- 부뚜막에는 주로 무엇이 올려져 있었나요?
- 사진을 보고 떠오르는 생각을 자유롭게 말씀해 보세요.

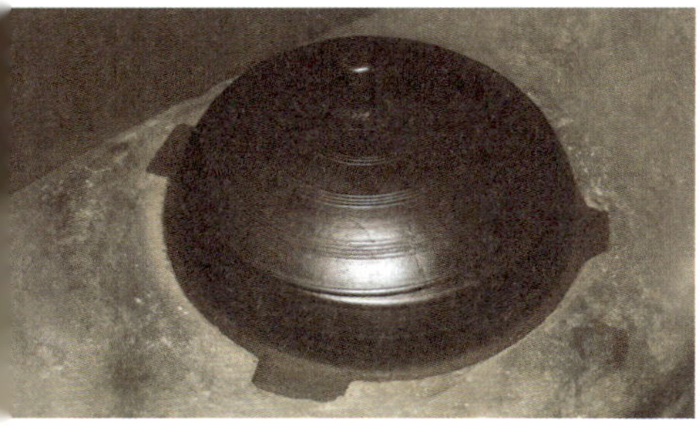

한번 해보세요

- 찰흙으로 작은 부뚜막을 만들어 보세요.
  부뚜막의 아래에는 아궁이도 만들어 보세요.

- 어르신의 부엌 싱크대 위에는 무엇이 있는지 살펴 보세요.

- 주말에는 민속촌에 가서 부뚜막을 한번 찾아 보세요.
  부뚜막 위에는 무엇이 있는지 살펴 보세요.

어린 시절에 살았던 집의 구조를 그려보세요.
부뚜막이 있었다면, 부뚜막의 위치도 표시해보세요.

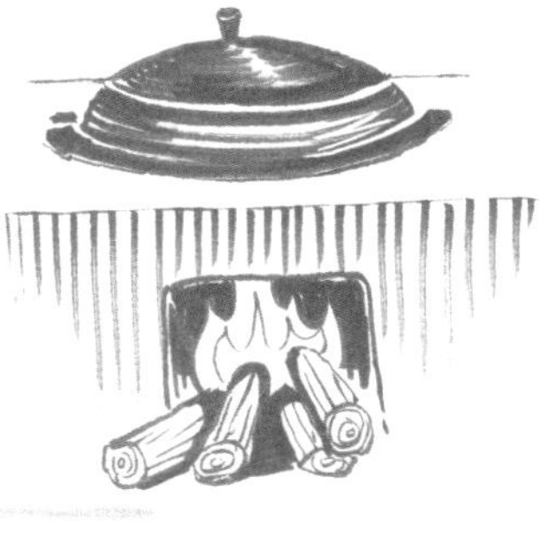

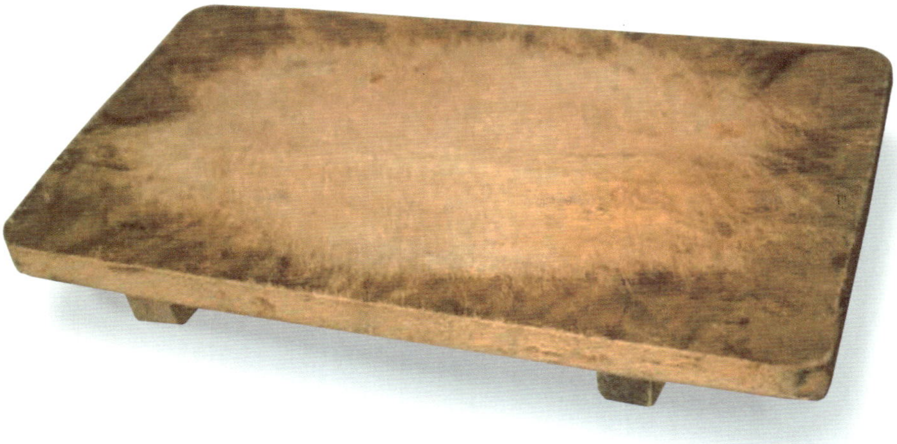

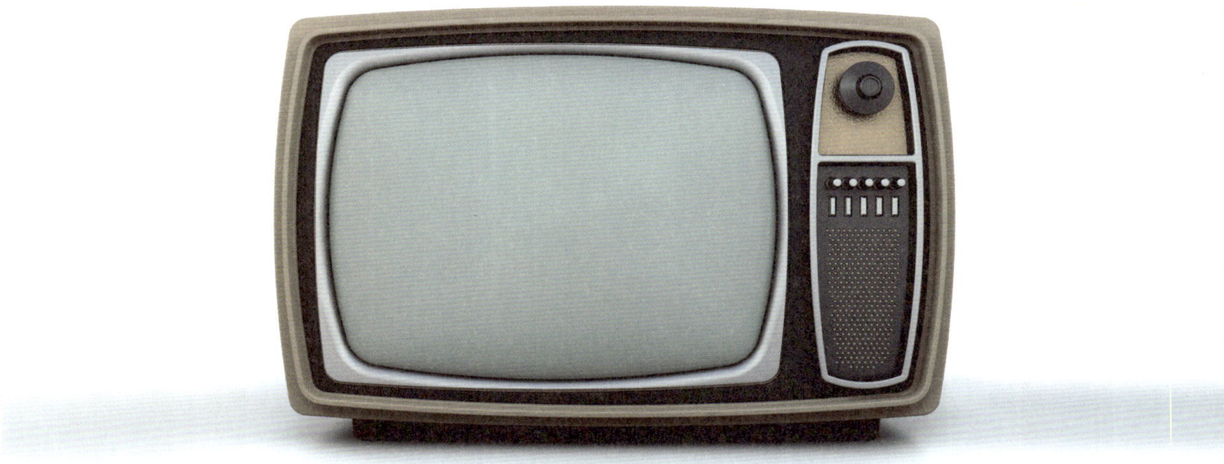

1 무슨 물건인지 아시겠어요?
물건의 이름을 말씀해 보세요.

3 음식을 자를 때 필요한 도구를 모두 골라 보세요.

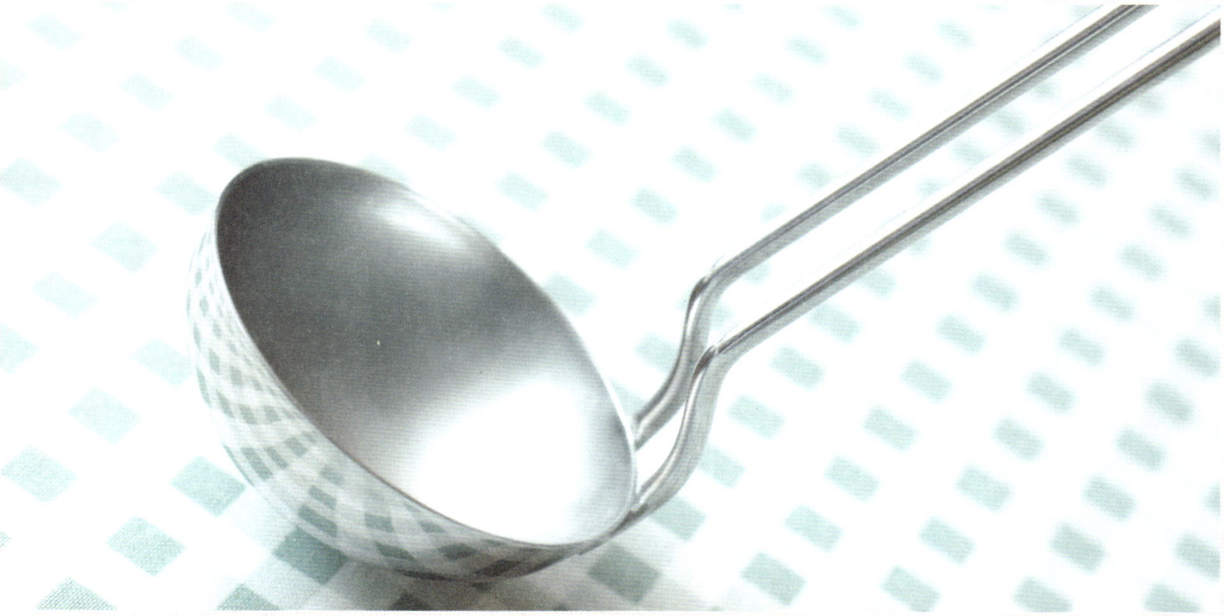

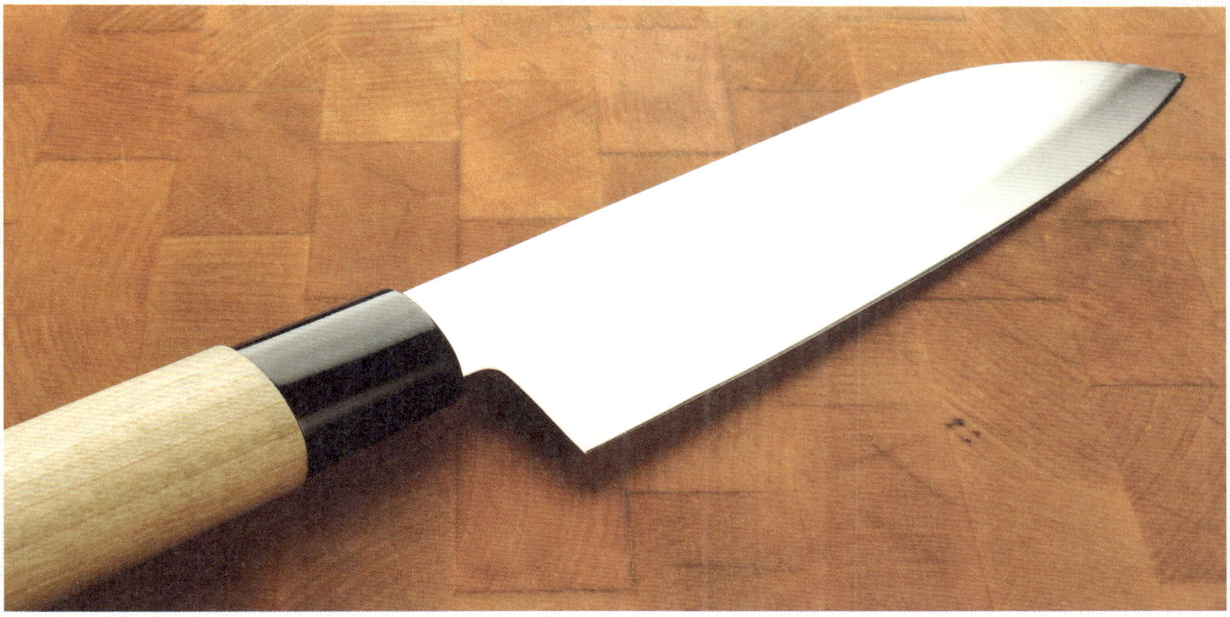

2 부뚜막에서 보기 쉬운 물건을 모두 골라 보세요.

4 영상 전파를 받아 영상과 소리를 내보내는 물건은 무엇일까요?

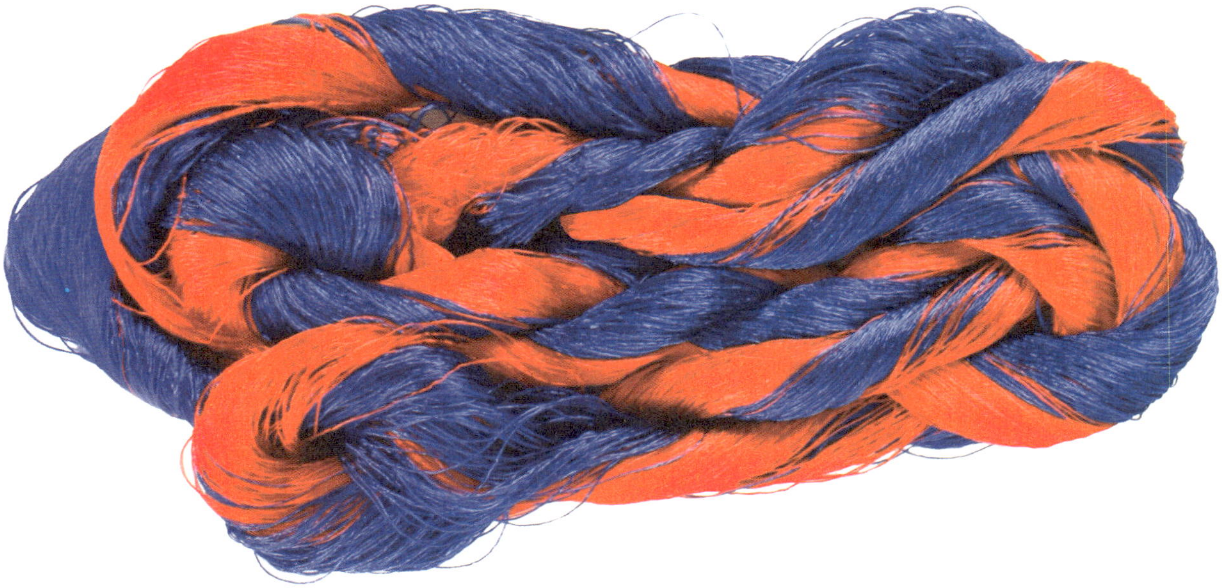

이야기해 보세요

- 사진 속에 무엇이 있나요?

  혼례에 사용되는 남색과 붉은 색의 '이것'은 무엇일까요?

- 청실홍실을 본 적이 있으시죠?
- 어르신의 결혼식에 주고 받았던 함을 기억하세요? 함에 무엇이 있었는지 말씀해 보세요.
- 영화 '청실홍실' 이나 드라마 '청실홍실' 을 본 적이 있으세요?
- 어린 시절 아끼던 물건은 박스에 넣어 보관해 본 적이 있으세요?

  어떤 물건이었는지 말씀해 보세요.

- 사진을 보고 떠오르는 생각을 자유롭게 말씀해 보세요.

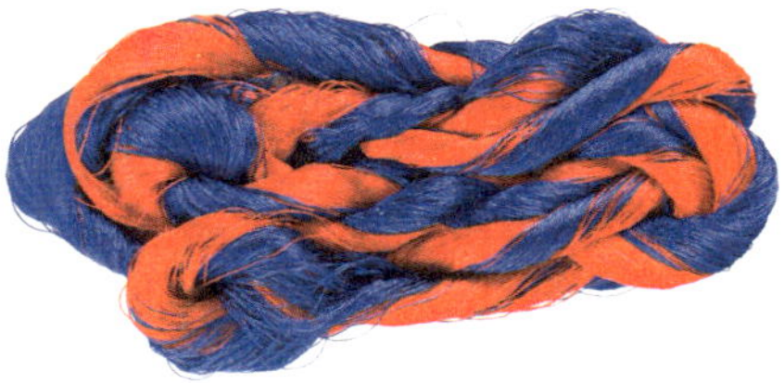

한번 해보세요

- 청실홍실처럼 파란색 실과 빨간색 실을 엮어보세요. 엮은 실을 주변 사람에게 건네주며 덕담을 해보세요.

- 집안에 파란색과 빨간색인 물건이 몇개나 있는지 세어 보세요.

- 가족이나 친구들과 실뜨기 놀이를 해보세요.

- 요즘에는 함 속에 어떤 물건들을 넣는지 알아 보세요. 예전에 비해 어떻게 달라졌는지 살펴 보세요.

- 청실홍실과 같은 실이 파는 곳을 찾아 보세요. 실의 가격은 얼마인지 살펴 보세요.

사랑하는 사람에게 마음을 담은 편지를 적어보세요.

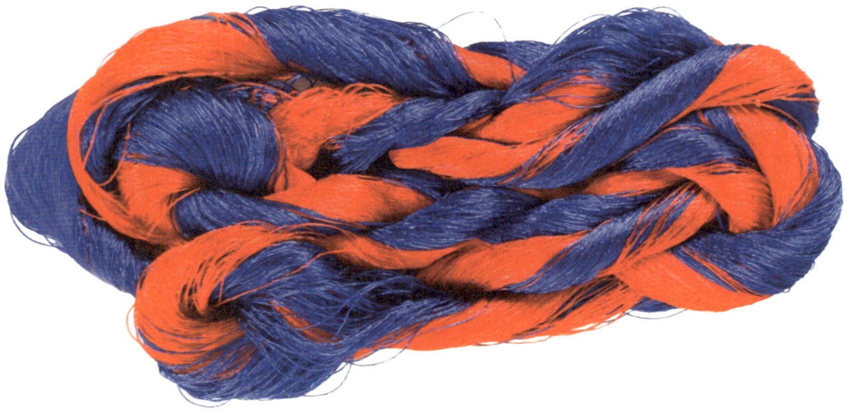

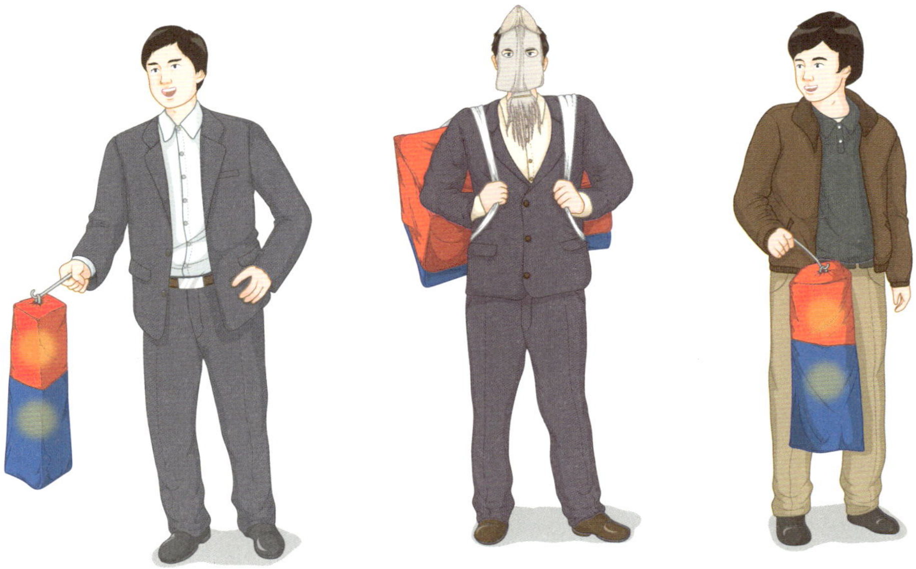

1 무슨 물건인지 아시겠어요?
물건의 이름을 말씀해 보세요.

3 여자들만 사용할 수 있는 것을 골라 보세요.

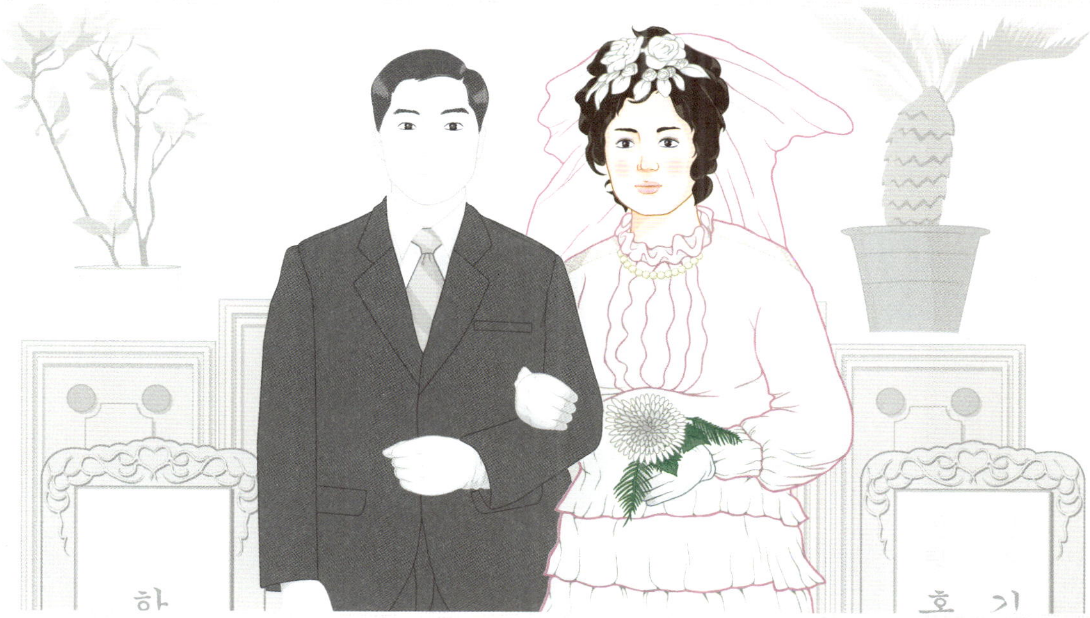

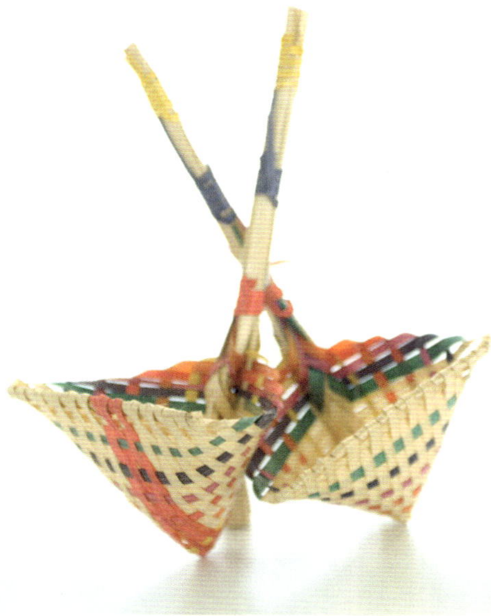

2 결혼식과 관련이 없는 것을 한 가지만 골라 보세요.

4 물건이나 곡식을 담을 수 있는 것을 모두
골라 보세요.

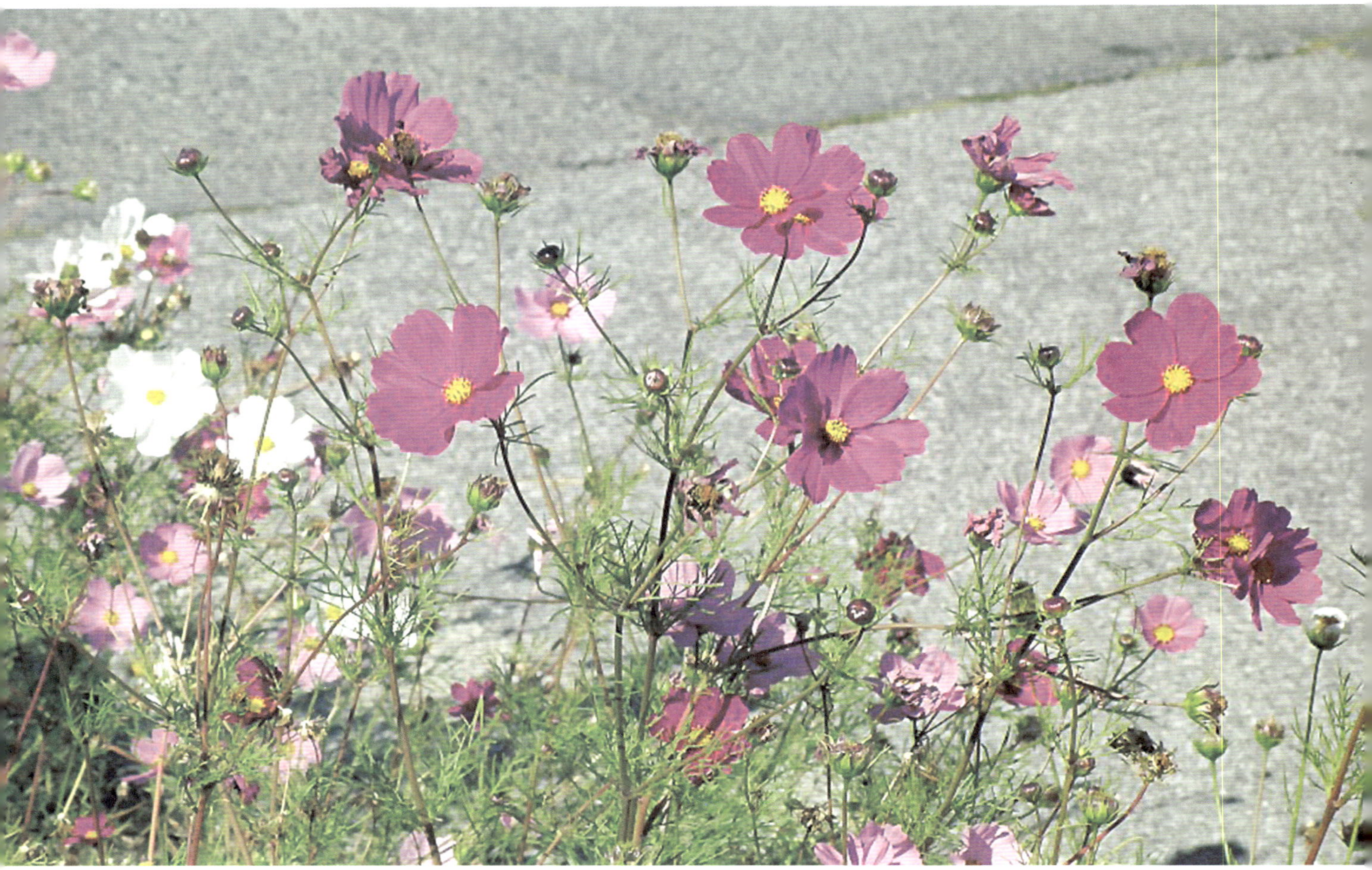

이야기해 보세요

- 무슨 꽃인지 아시겠어요?
  - 가을에 피는 꽃으로 이름이 '코'로 시작하는 꽃은 무엇일까요?
- 코스모스를 본 적이 있으시죠?
- 코스모스를 좋아하셨나요?
  - 좋아하셨다면, 코스모스를 꺾어서 집에 가져간 적이 있는지 말씀해 보세요.
  - 좋아하지 않으셨다면, 가을에 피는 꽃 중에 어르신께서 가장 좋아하는 꽃을 말씀해 보세요.
- 코스모스가 피어있는 들판을 뛰어다녀본 적이 있으세요?
- 코스모스를 꺾어 머리에 꽂고 놀아본 적이 있으신가요?
- 코스모스 위에 앉아있는 고추잠자리를 잡아본 적이 있으세요?
- 사진을 보고 떠오르는 생각을 자유롭게 말씀해 보세요.

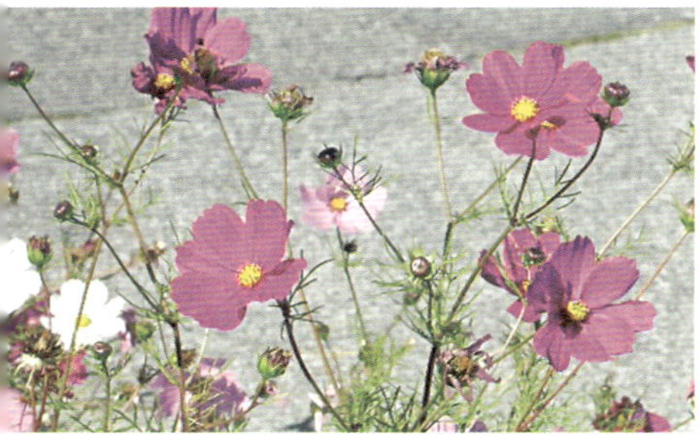

한번 해보세요

- 색종이를 꽃잎 모양으로 자른 후, 종이에 붙여 책갈피를 만들어 보세요.
- 가족이나 친구에게 예쁜 꽃을 선물해 보세요.
- 집에 코스모스처럼 네 글자 단어인 물건이 있는지 찾아 보세요.
- 우리 동네에 코스모스가 많이 피어있는 장소를 찾아 보세요. 코스모스가 피어있는 곳을 배경으로 예쁘게 사진을 찍어 보세요.

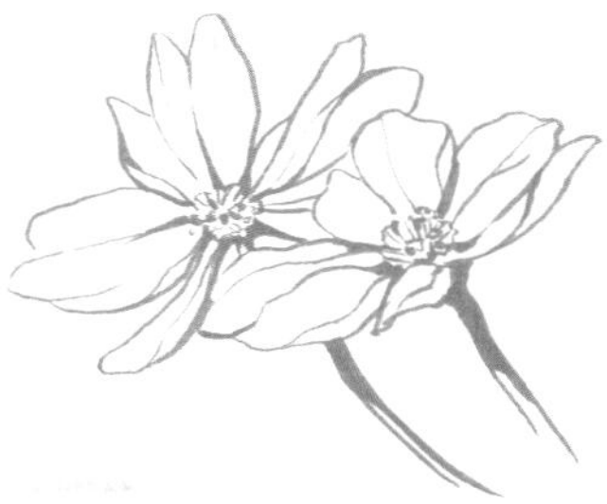

코스모스로 멋진 작품을 만들어보세요.
코스모스를 종이에 붙인 후 색연필로 예쁘게 꾸며보세요.

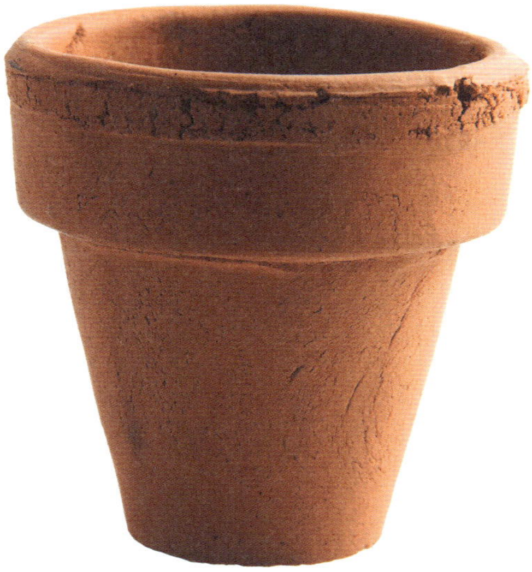

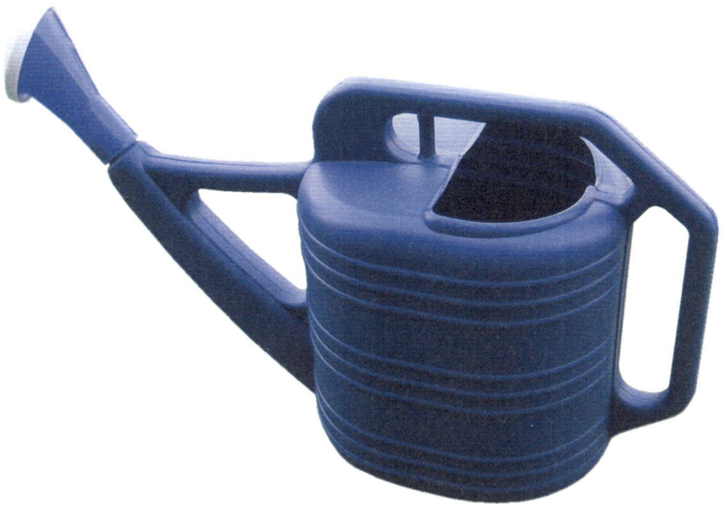

1 무슨 물건인지 아시겠어요?
물건의 이름을 말씀해 보세요.

3 꽃에 물을 주기 위해 필요한 물건은 무엇일까요?

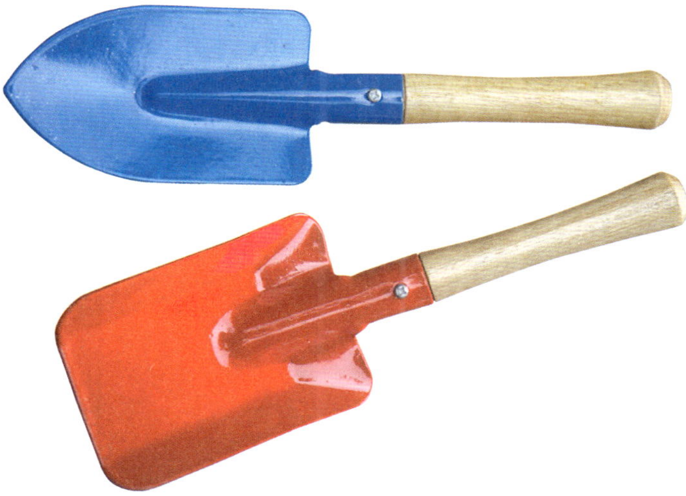

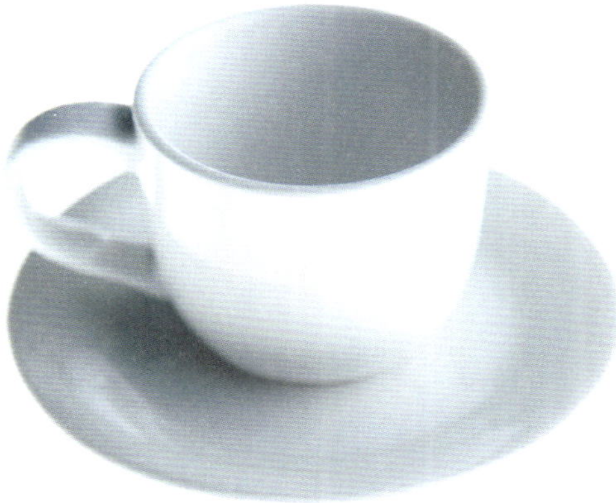

2 꽃을 심을 때 필요한 물건을 모두 골라 보세요.

4 물을 담아둘 수 없는 것은 무엇일까요?

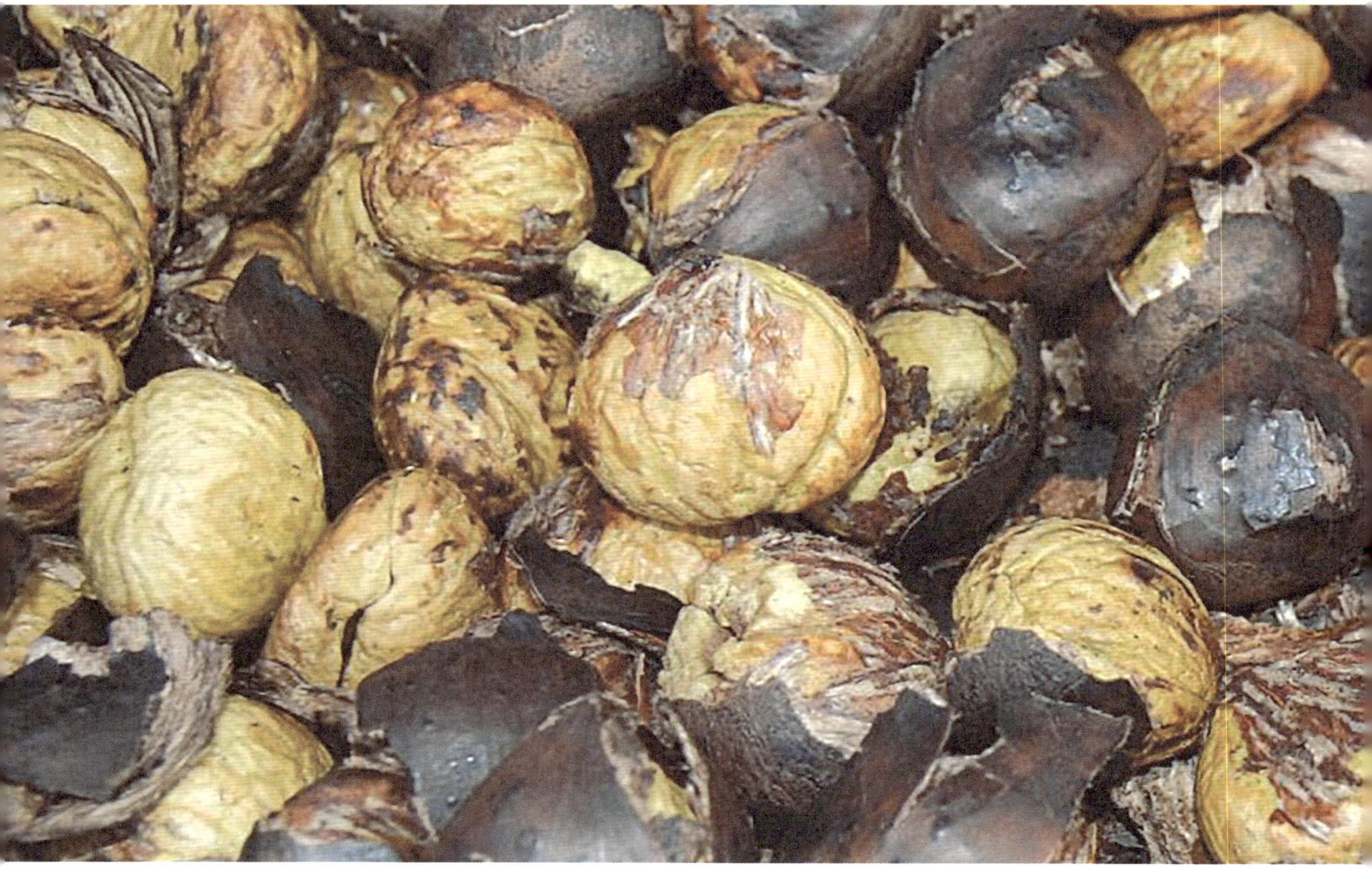

이야기해보세요

- 무슨 음식인지 아시겠어요?

  겨울에 많이 먹는 음식으로 한 글자 단어인 이것은 무엇일까요?

- 군밤을 드셔본 적이 있으시죠?

- 어린 시절 밤을 좋아하셨나요?

  좋아하셨다면, 생밤이나 군밤, 찐밤 중에 어떤 것을 가장 좋아했는지 말씀해 보세요.

  좋아하지 않으셨다면, 겨울에 먹는 음식 중 좋아하던 음식에 대해 말씀해 보세요.

- 화롯불 앞에 둘러앉아 군밤을 까먹어 본적이 있으세요?

- 밤나무에서 밤을 따다 밤송이에 찔려 본 경험이 있으세요? 밤 가시를 어떻게 뺐는지 말씀해 보세요.

- 사진을 보고 떠오르는 생각을 자유롭게 말씀해 보세요.

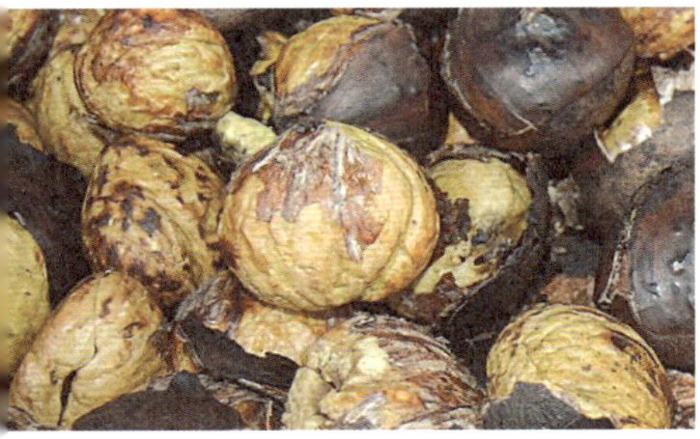

한번 해보세요

- 햇밤을 예쁘게 깎아 보세요. 깎은 햇밤을 접시에 소복하게 담아 보세요.

- 여러 개의 밤 중에 벌레가 먹어 구멍이 뚫린 밤을 골라내어 보세요. 밤벌레가 있다면, 어떻게 생겼는지 살펴보세요.

- 햇밤을 맛있게 구워 가족이나 친구와 함께 드셔 보세요.

- 집에 밤처럼 한 글자 단어인 음식이 몇 개나 있는지 찾아 보세요.

- 주말에는 밤나무가 있는 곳에 한번 가보세요. 바닥에 밤송이가 많이 떨어져있는지, 밤이 잘 익었는지 살펴 보세요.

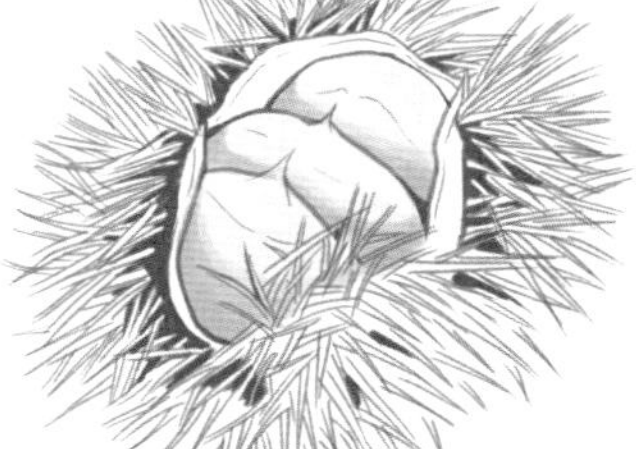

햇밤에 얽힌 추억이 있다면 적어보세요.

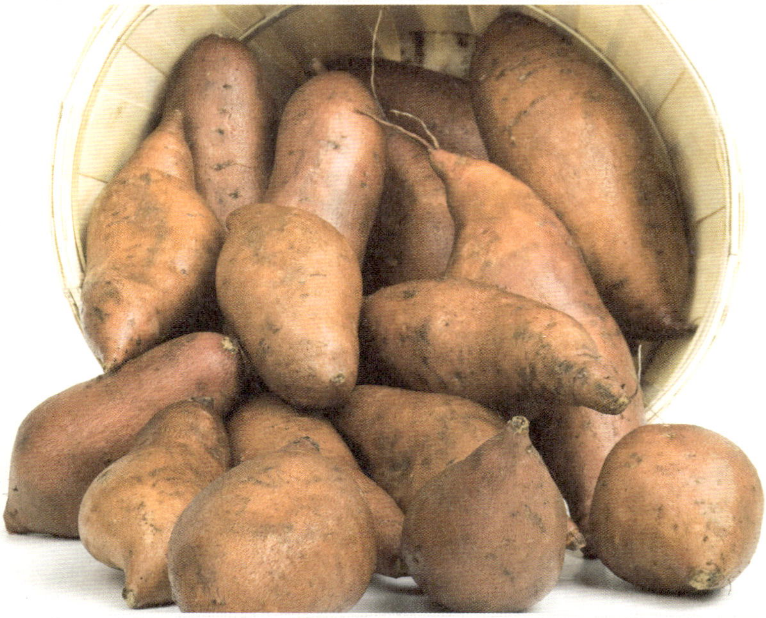

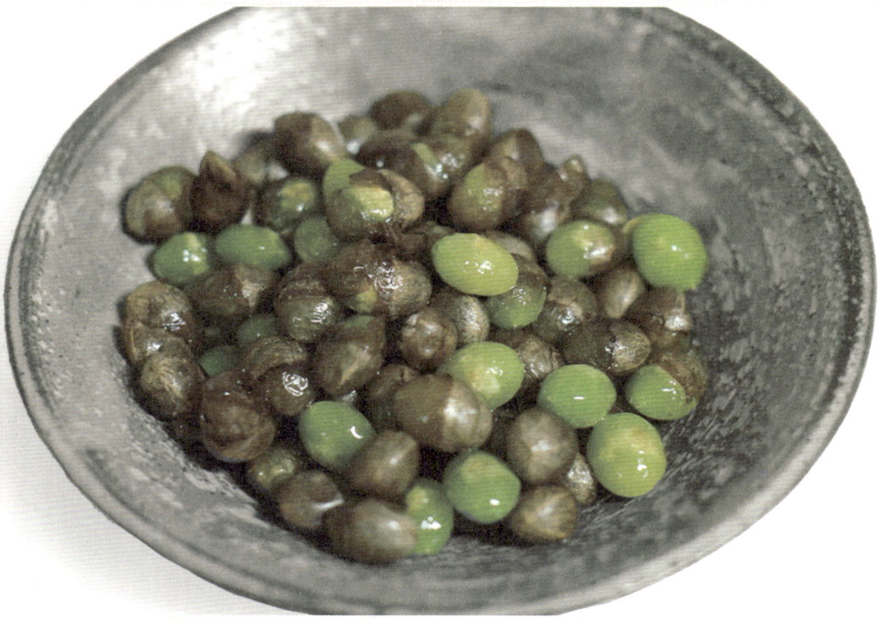

1 무엇인지 아시겠어요?
이름을 말씀해 보세요.

3 껍질을 까서 먹어야 하는 음식을 모두 골라 보세요.

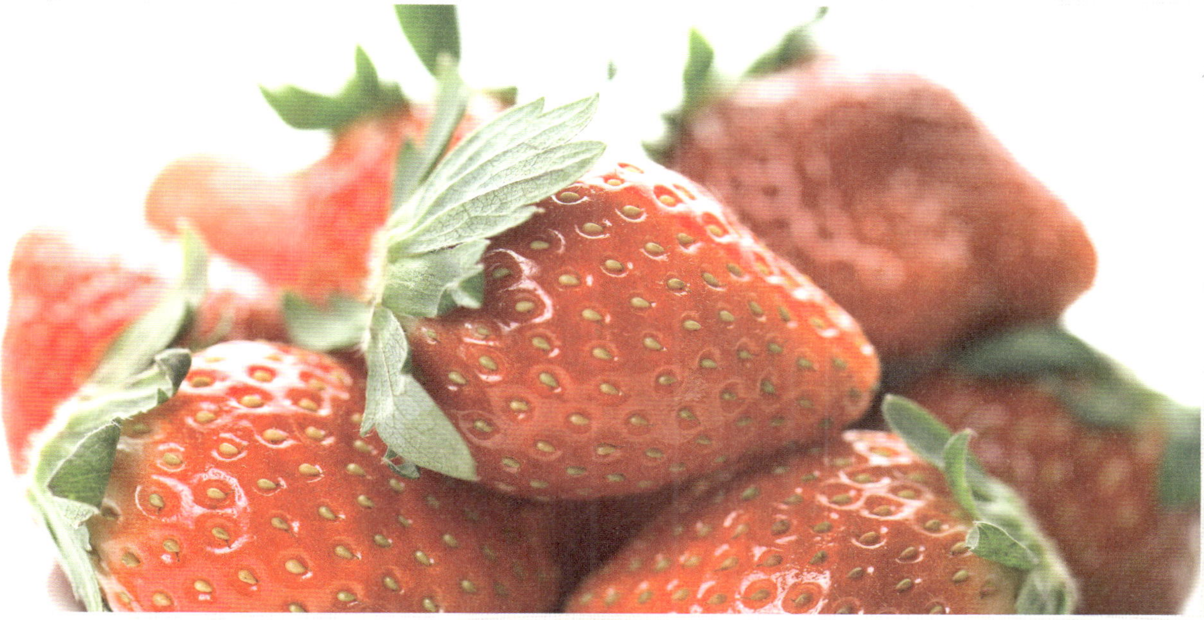

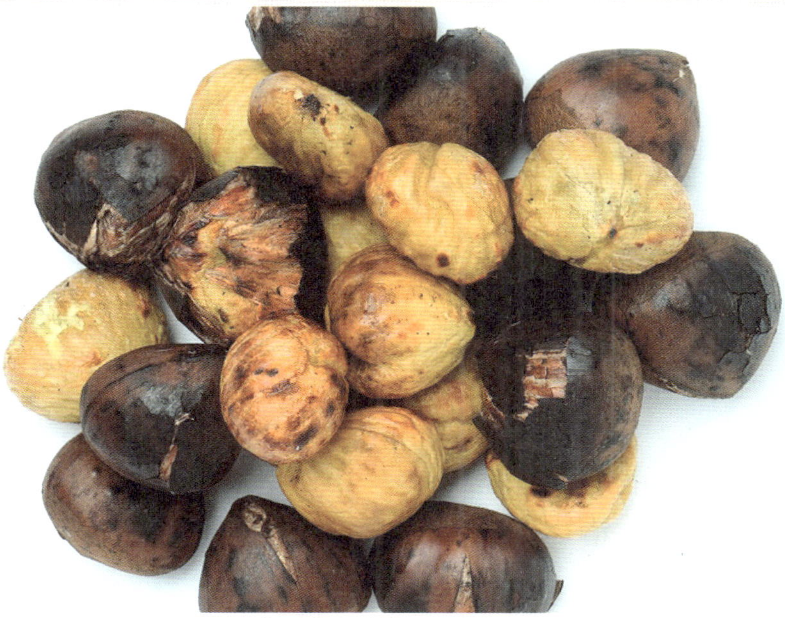

2 구워서 먹으면 맛있는 음식을 모두 골라 보세요.

4 나무에서 자라는 열매를 모두 골라 보세요.

음력 8월 15일

이야기해 보세요

- 무슨 날인지 아시겠어요?

  음력 8월 15일은 무슨 날이지요?

- 추석에 친척들과 어떤 놀이를 하며 시간을 보내셨어요?
  (예: 강강술래)

- 명절에는 친척들이 많이 모였었나요?
  주로 누가 참석했는지 말씀해 보세요.

- 명절에 먹는 맛있는 음식 때문에 추석을 손꼽아 기다린 경험이 있으세요?

- 추석 때 보름달을 보며 소원을 빈 적이 있나요?

- 어른들과 성묘를 갔던 기억이 있으신가요?

- 사진을 보고 떠오르는 생각을 자유롭게 말씀해 보세요.

음력 8월 15일

한번 해보세요

- 추석에 가족들과 함께 모여 맛있는 음식을 만들어 보세요.
- 송편을 빚어 가족이나 친구와 함께 나누어 드셔 보세요.
- 집에 보름달처럼 동그란 물건이 있는지 찾아 보세요.
- 보름달이 뜨는 날에는 달 구경을 하러 가보세요.
  달을 보며 소원을 빌어 보세요.
- 가족이나 친구들의 손을 잡고 돌면서 강강술래를 해보세요.

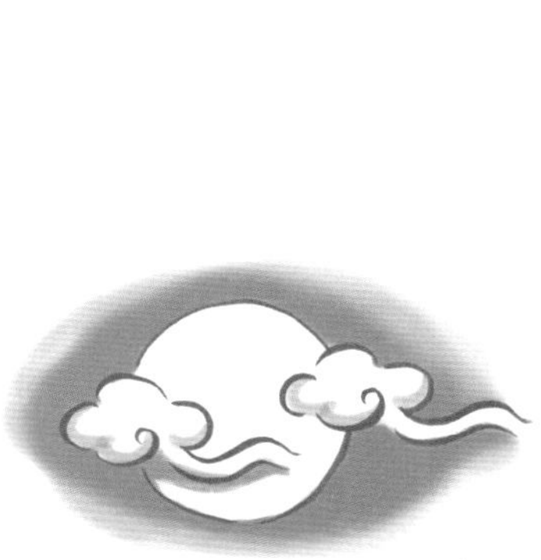

어린 시절 보름달이 뜨는 날 빌었던
소원을 모두 적어보세요.

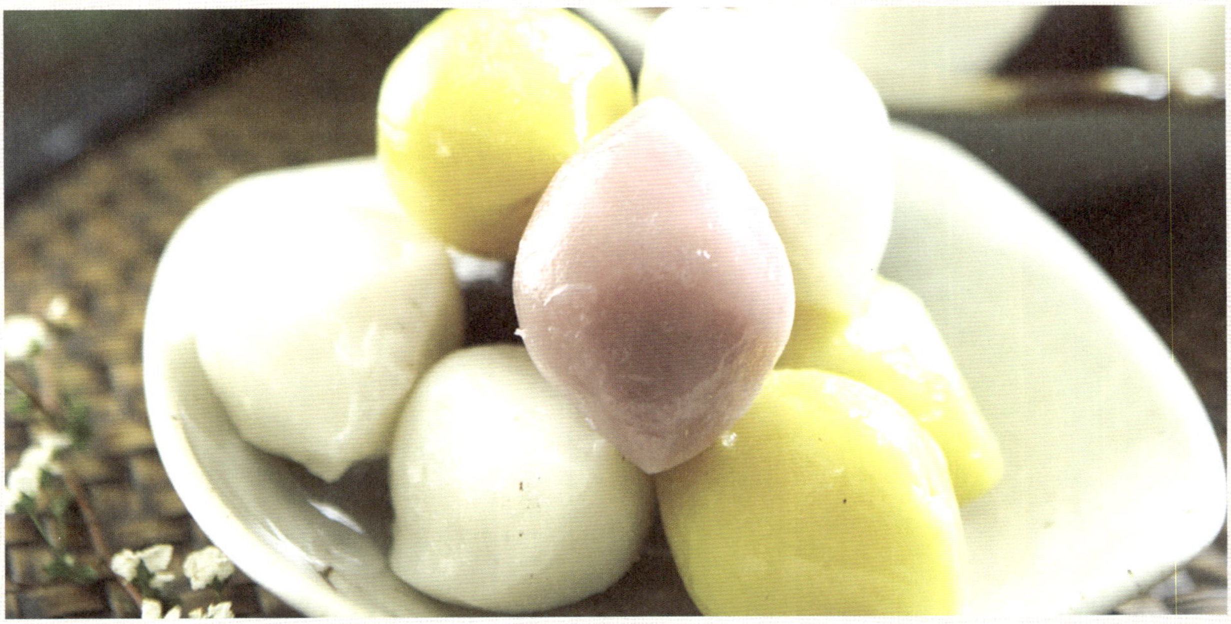

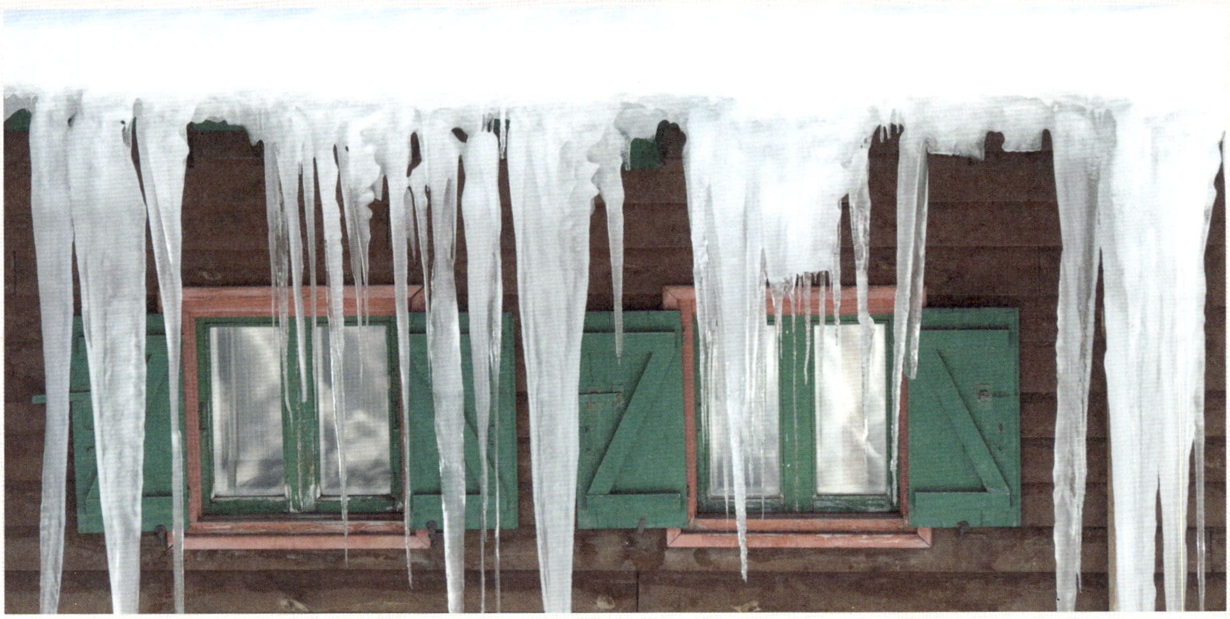

1 무엇인지 아시겠어요?
이름을 말씀해 보세요.

3 추석에 보기 힘든 것을 한 가지만 골라 보세요.

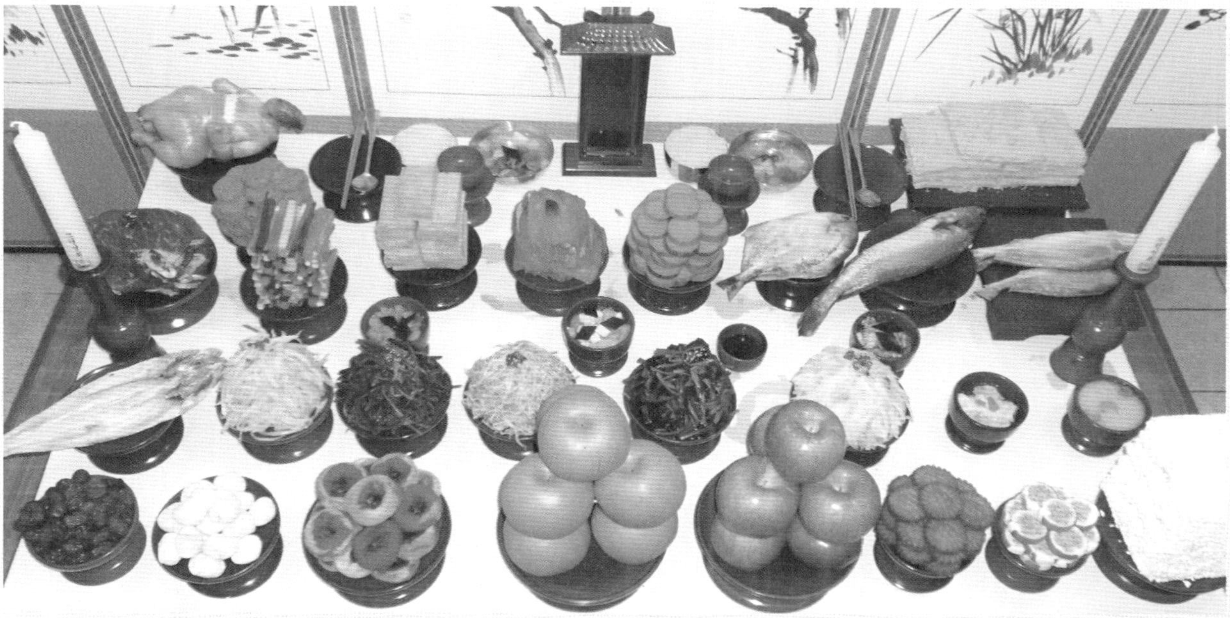

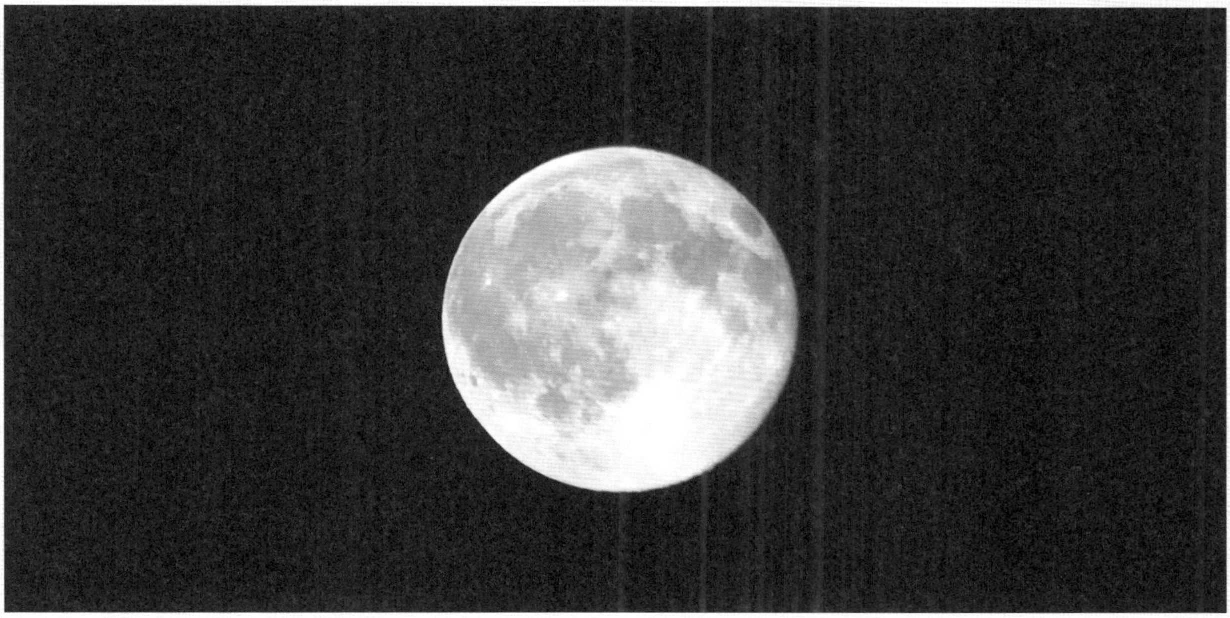

2 사람이 만들 수 없는 것을 모두 골라 보세요.

4 한 밤 중에만 볼 수 있는 것은 무엇일까요?

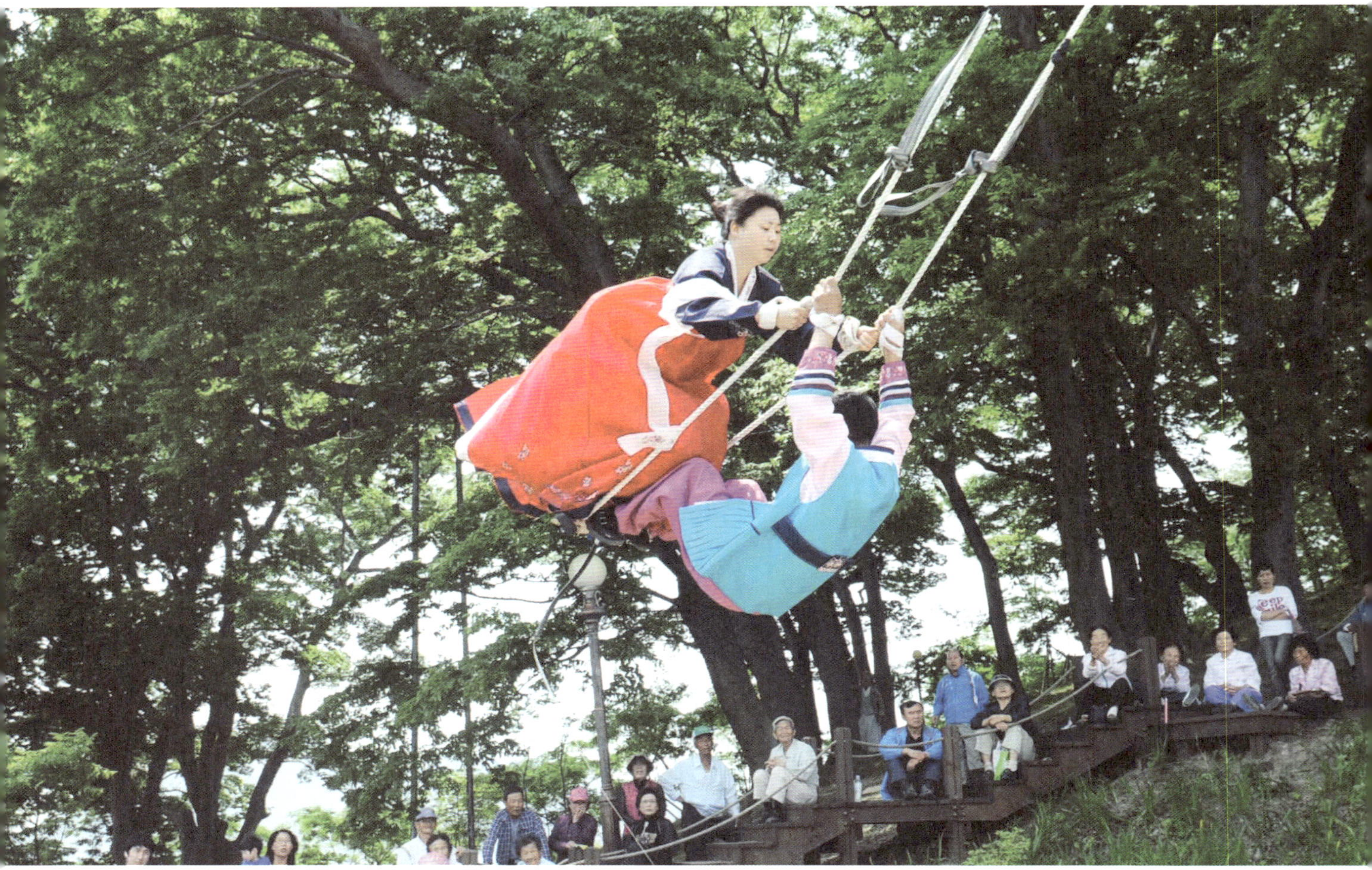

이야기해 보세요

- 무슨 놀이를 하고 있는지 아시겠어요?

  발판에 끈을 매어 앞뒤로 흔드는 놀이기구는 무엇일까요?

- 그네를 타 본적이 있으시죠?
- 그네를 타고 높이 올라갈 때 기분은 어떠셨나요?
- 어린 시절 어르신의 마을에는 어디에 그네가 있었는지 말씀해 보세요.
- 그네를 잘 타는 방법을 말씀해 보세요.
- 단오날 그네뛰기 외에 즐겨하시던 일이 있었나요? (예: 창포물에 머리감기, 부채 선물하기)
- 사진을 보고 자유롭게 이야기를 만들어 보세요.

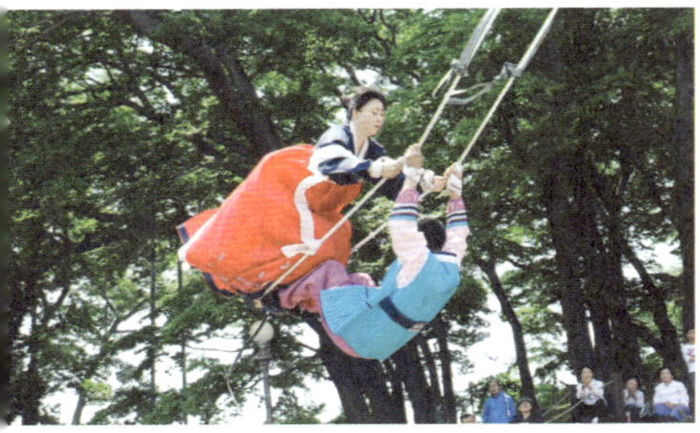

한번 해보세요

- 찰흙과 끈으로 작은 그네를 한번 만들어 보세요.
- 양손에 가벼운 물건을 들고 양 옆으로 흔들어 보세요.
- 집에 그네처럼 흔들거리는 물건이 있는지 찾아 보세요.
- 어르신께서 어린 시절 즐겨타던 그네를 한번 그려 보세요.
- 놀이터에 가서 아이들이 노는 것을 구경해 보세요.
  요즘 아이들이 타는 그네는 어떤 모양인지 살펴 보세요.

친구들과 즐겁게 놀던 장소의 모습을 그려보세요.

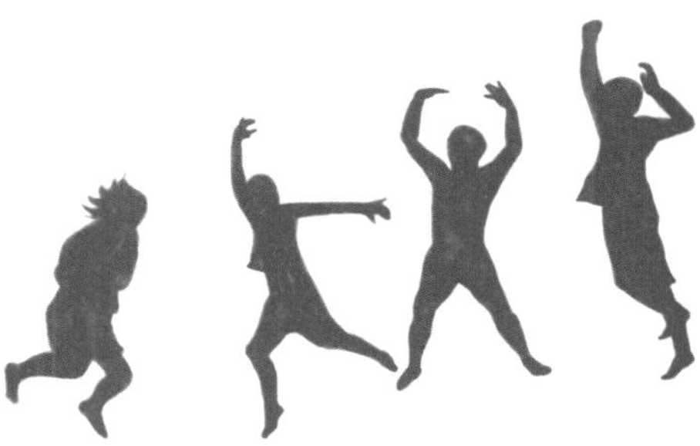

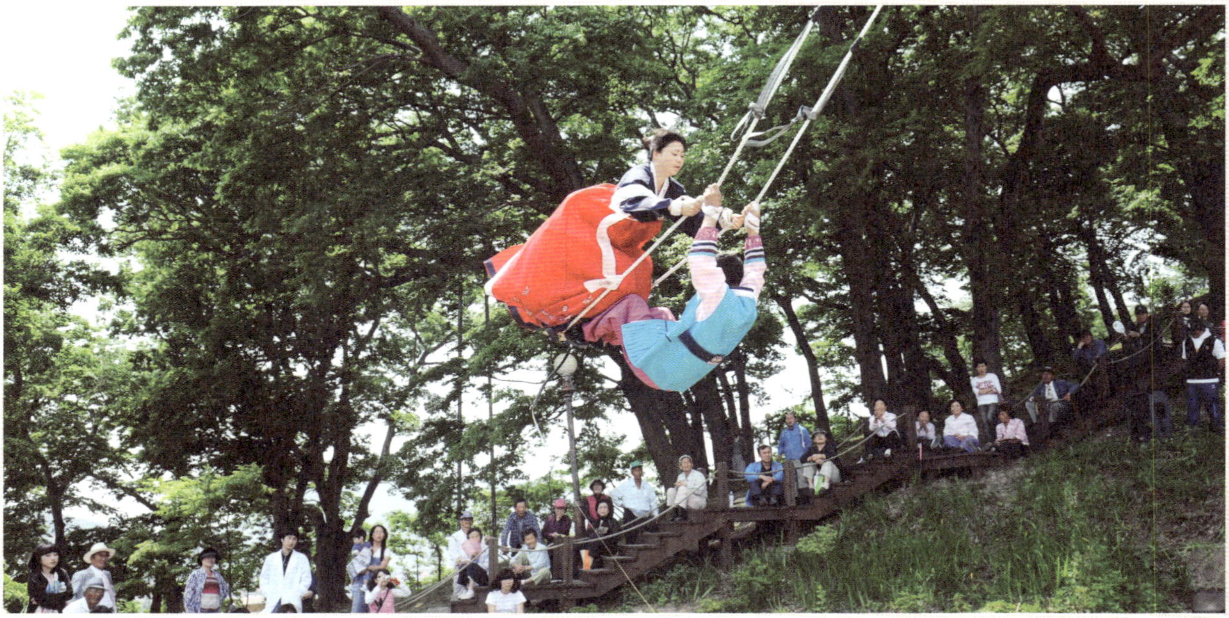

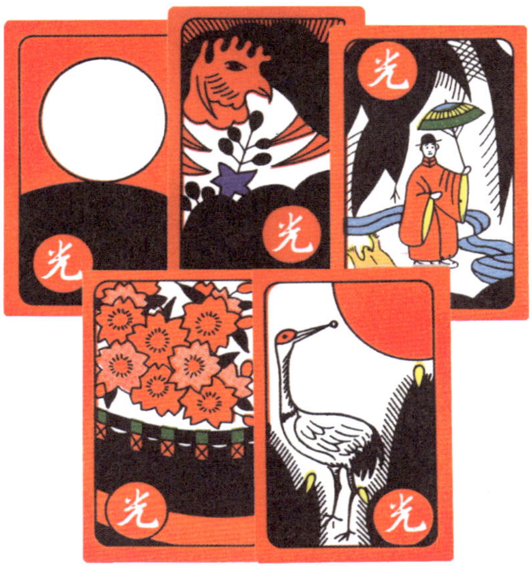

1 무엇인지 아시겠어요?

이름을 말씀해 보세요.

3 몸을 움직여 앞 뒤로 왔다 갔다 하면서 노는 것은 무엇인가요?

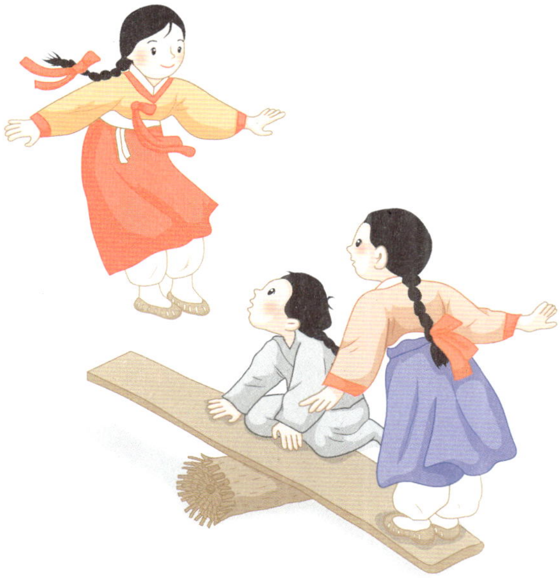

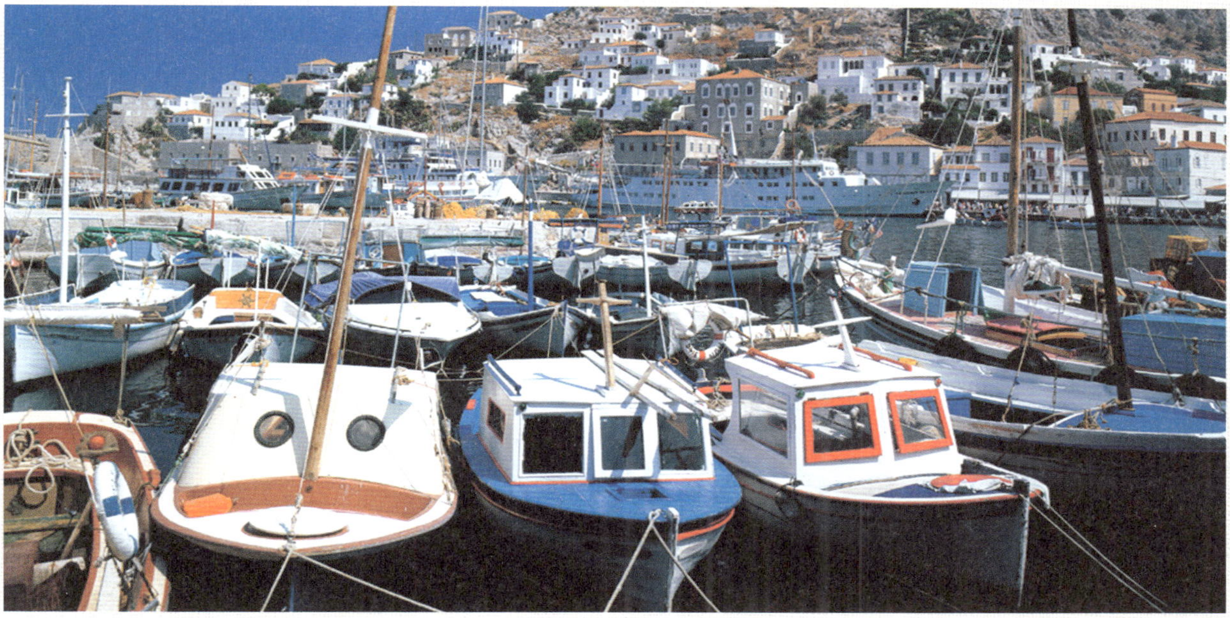

2 어른들이 밤에 앉아 주로 하던 놀이를 골라 보세요.

4 물 위를 떠다니도록 만든 물건은 무엇인가요?

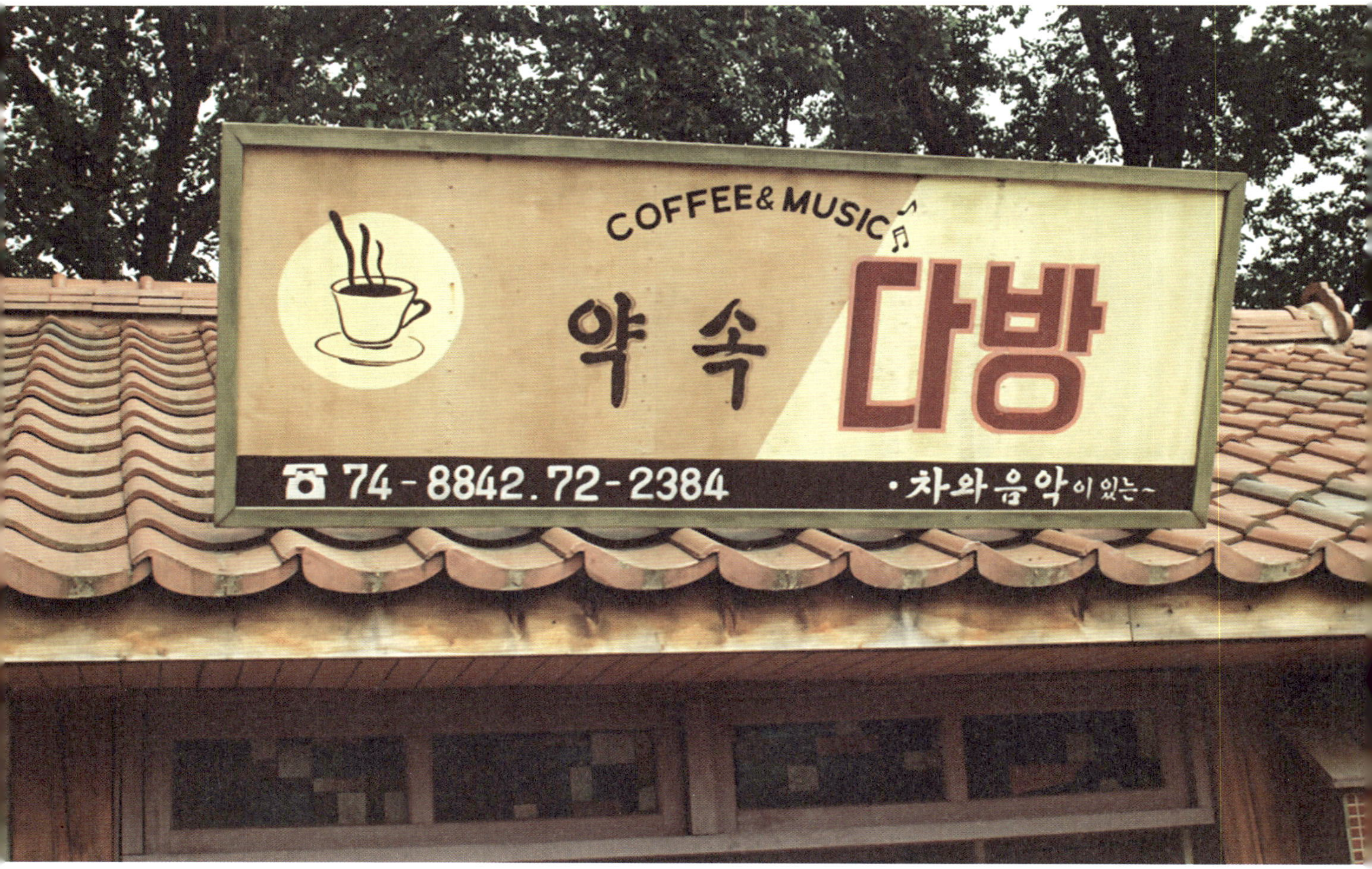
COFFEE& MUSIC
약 속
다방
☎ 74-8842. 72-2384
·차와 음악이 있는~

이야기해 보세요

- 어떤 장소인지 아시겠어요?

  커피나 차를 마시는 이 곳은 어디일까요?

- 다방에 가본 적이 있으시죠?

- 다방에는 주로 무엇을 하러 가셨나요?

  (예: 사람을 만나러, 음료를 마시러, 음악을 들으러)

- 자주 갔던 다방의 이름이나 위치를 기억하세요?

- 다방에서 자주 마시던 차가 있으세요?

  (예: 쌍화차) 어떤 맛이었는지 말씀해 보세요.

- 다방의 디제이(DJ)를 기억하세요?

  다방에서 자주 틀어주던 노래는 무엇이었나요?

- 사진을 보고 떠오르는 생각을 자유롭게 말씀해 보세요.

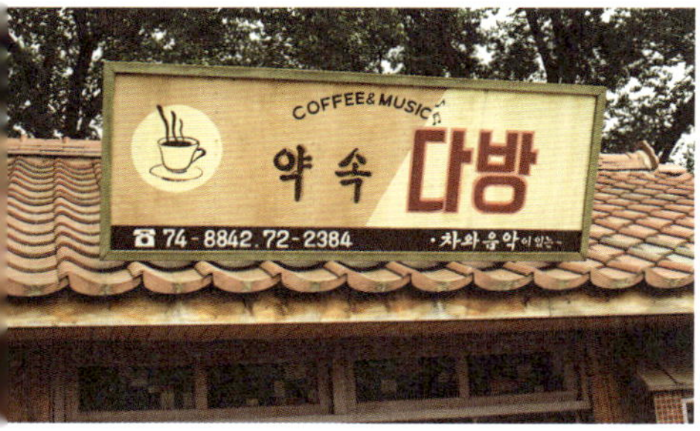

한번 해보세요

- 집을 다방 분위기로 만들어 보세요. 좋아하는 노래를 틀고 좋아하는 커피나 차를 타 마셔 보세요.
- 다방에서 디제이(DJ)가 자주 틀어주던 노래를 한번 들어 보세요.
- 자주 가던 다방이 여전히 그 자리에 그 모습으로 있는지 찾아가 보세요.
- 가까운 카페나 다방에 가보세요. 요즘 카페에서는 어떤 노래를 틀어주는지, 사람들은 무엇을 마시는지 살펴 보세요.

가장 좋아했던 노래의 제목과 가사를 적어보세요.

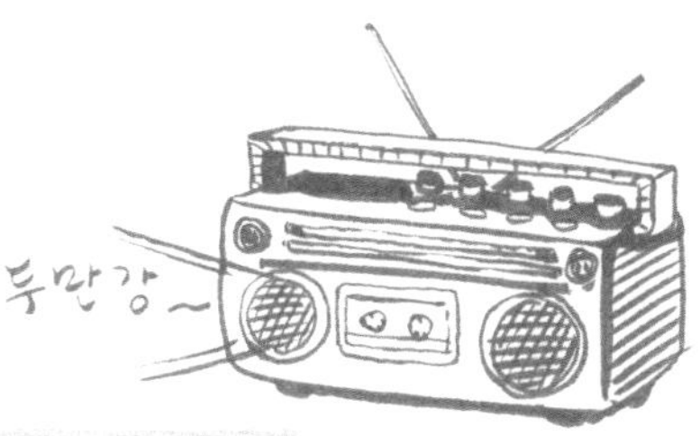

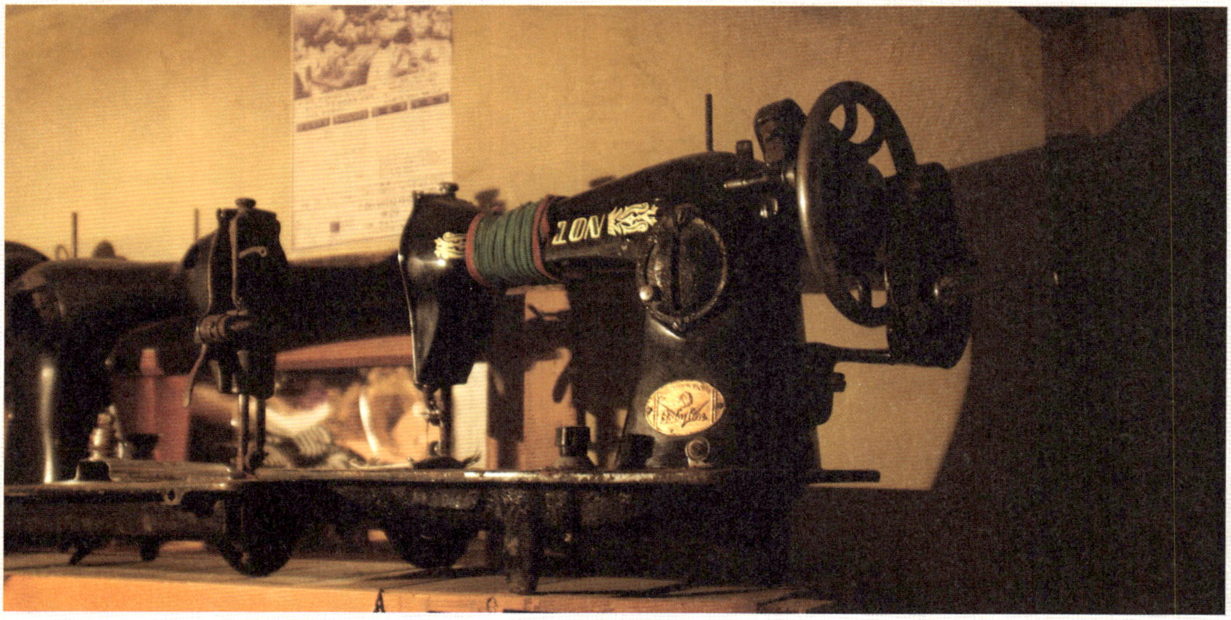

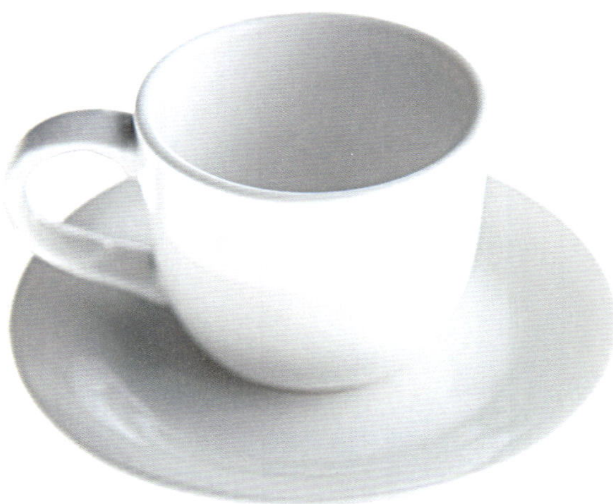

1 무엇인지 아시겠어요?

이름을 말씀해 보세요.

3 커피나 차를 만들기 위해서 필요한 것을 모두 골라 보세요.

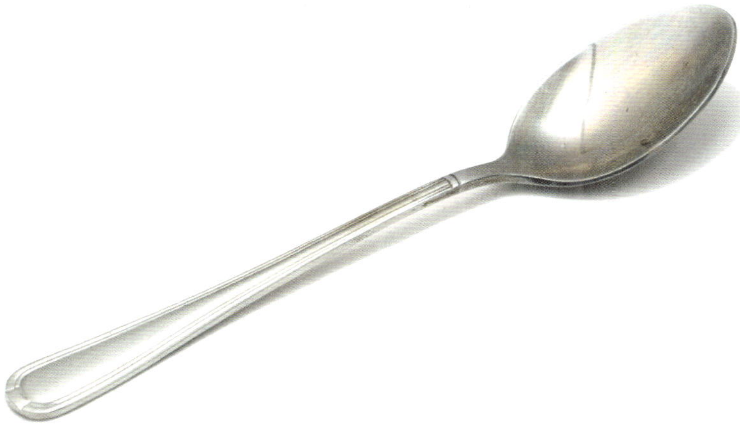

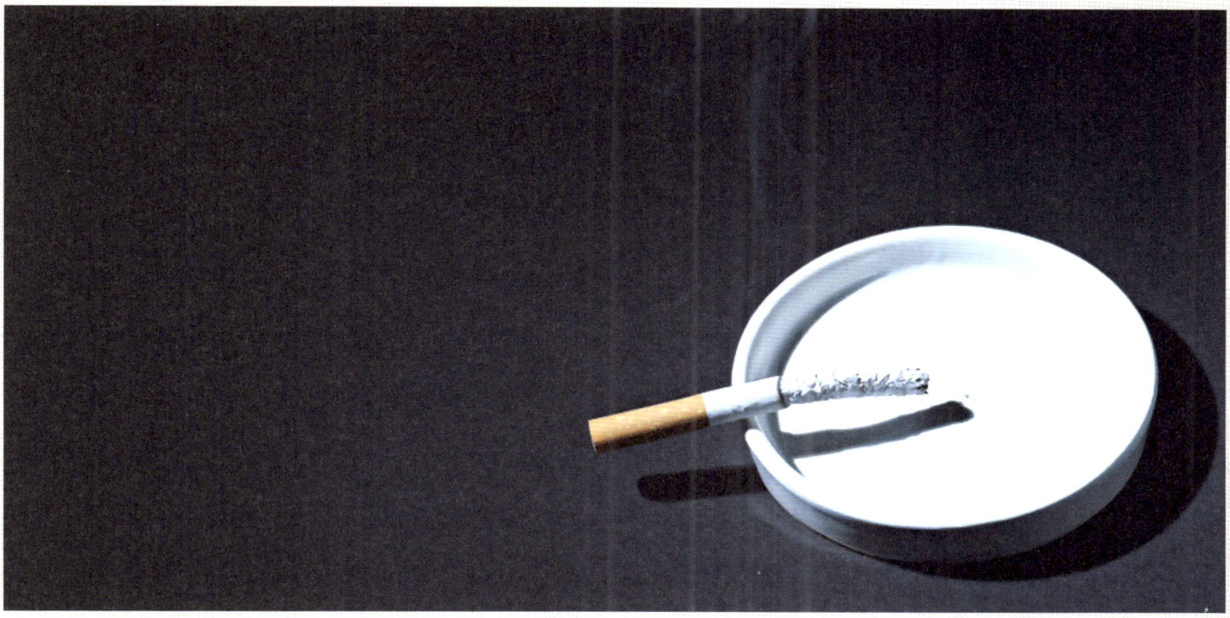

2 다방에서 보기 어려운 것을 한 가지만 골라 보세요.

4 담배를 필 때 필요한 것은 무엇일까요?

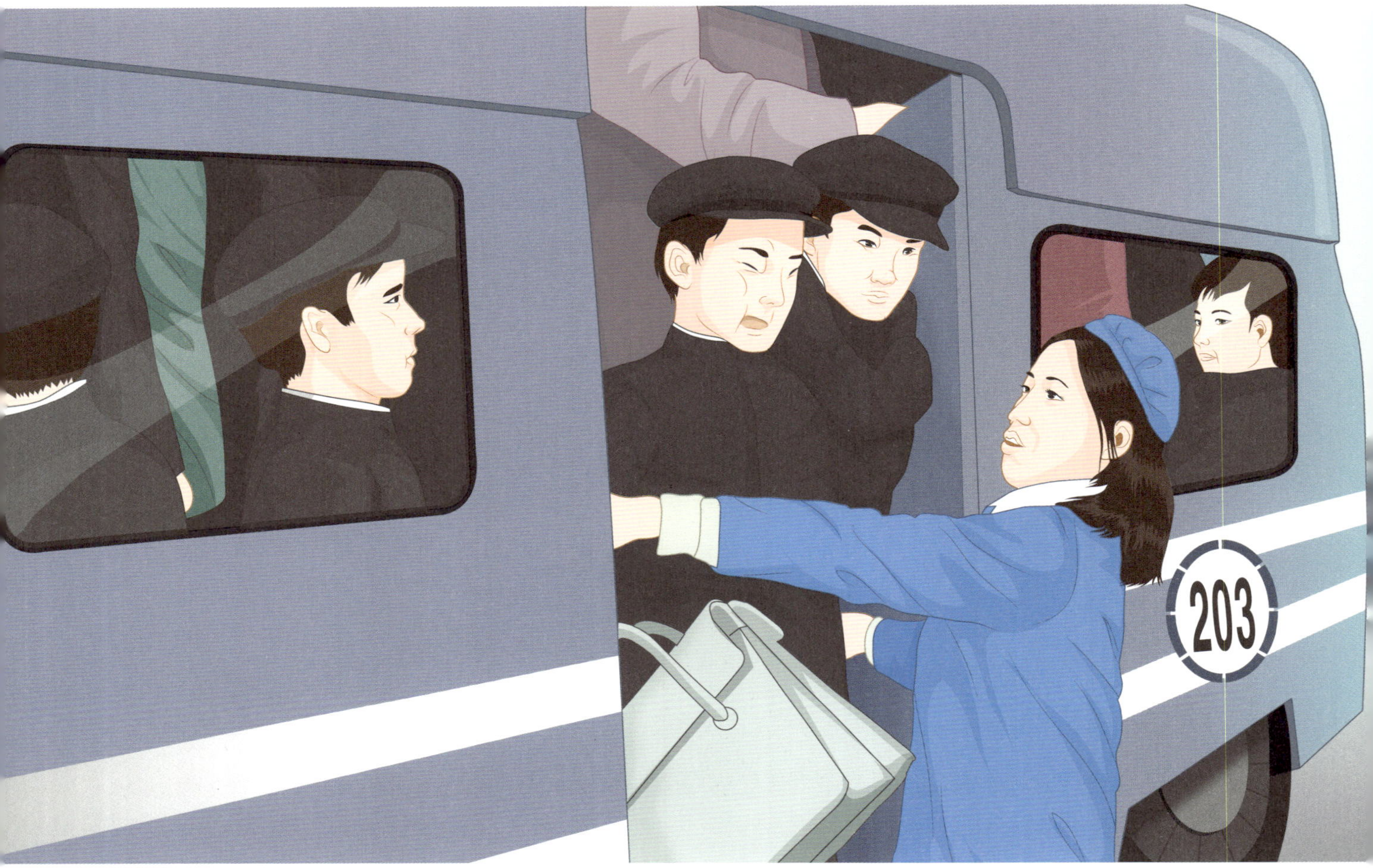
203

이야기해 보세요

- 무슨 장면인지 아시겠어요?

  출근길이나 퇴근길에 사람이 가득 탄 버스를 뭐라고 하지요?

- 만원버스를 타 본 적이 있으시죠?
- 가장 자주 타고 다니시던 버스는 몇 번 버스였나요?
- 그 버스는 어디서부터 어디까지 가는 버스였나요?
- 사람이 너무 많아 내려야 할 곳에서 내리지 못했던 경험이 있으셨나요?
- 버스 차장이 하던 "오라이"라는 말은 무슨 뜻인가요?
- 사진을 보고 떠오르는 생각을 자유롭게 말씀해 보세요.

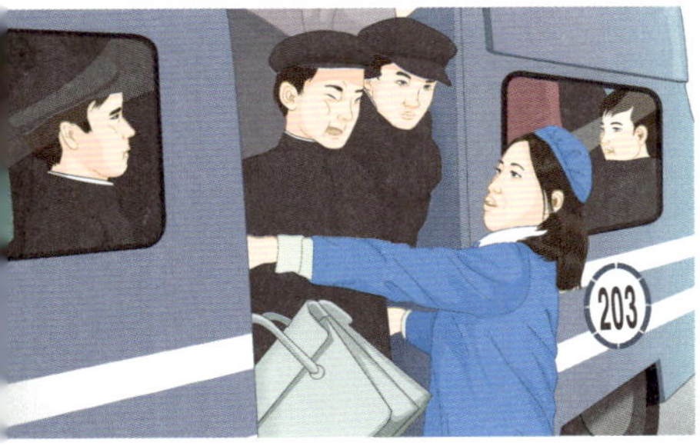

한번 해보세요

- 찰흙으로 작은 버스를 한번 만들어 보세요.
  버스에 바퀴와 창문을 달아 보세요.

- 버스여행 계획을 세워 보세요. 가고 싶은 장소에
  가기 위해서는 몇 번 버스를 어디에서 타야 하는지
  살펴 보세요.

- 집 근처의 버스 정류장을 찾아가 보세요.
  몇 번 버스가 있는지, 어디까지 가는지 살펴 보세요.

- 주말에는 버스를 타고 야외로 나가보세요.

어린 시절 자주 타고 다니던 버스의 모양을 그려보세요.

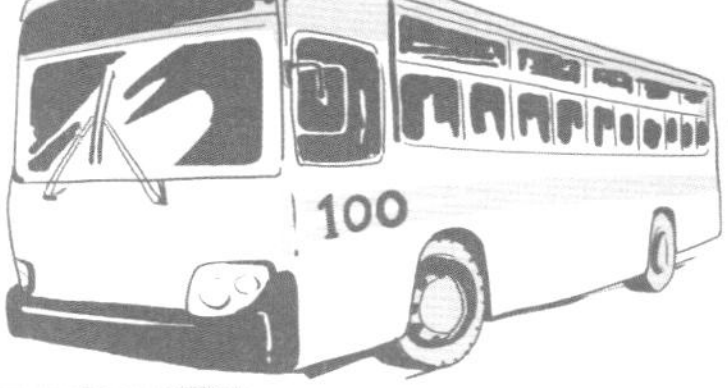

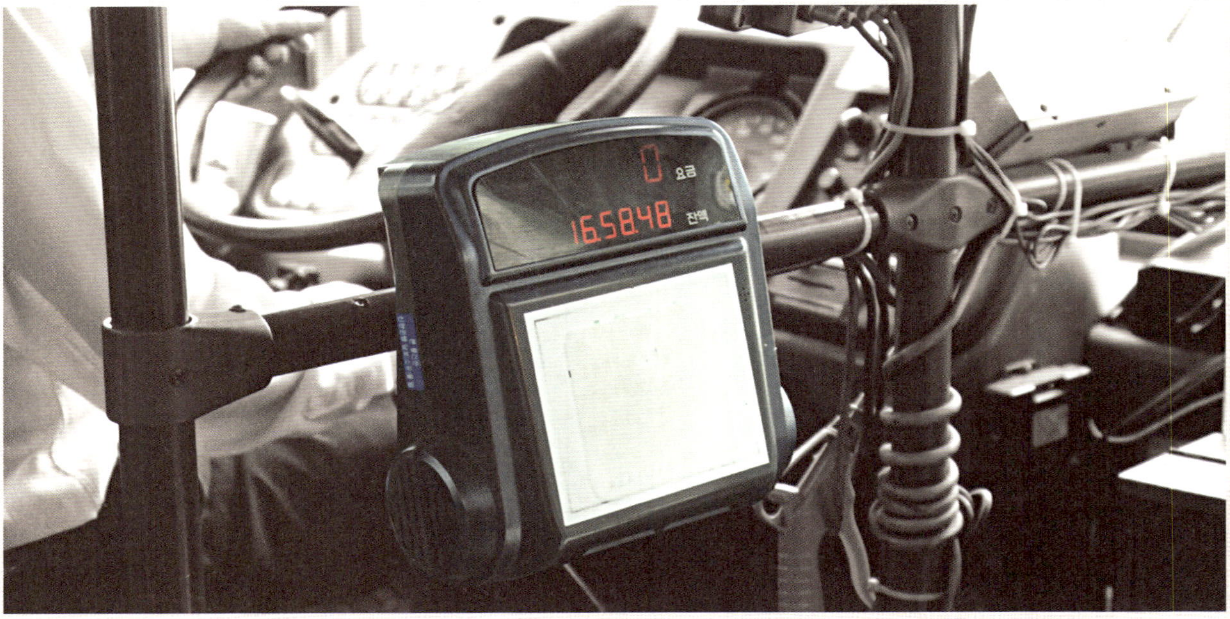

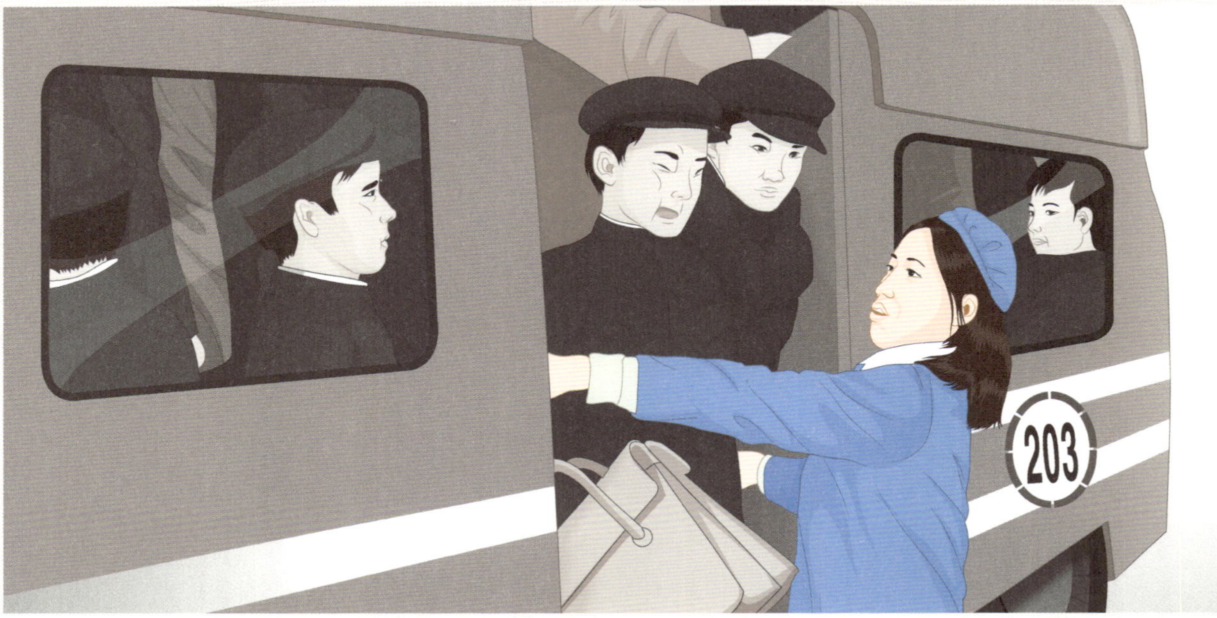

1 무엇인지 아시겠어요?
이름을 말씀해 보세요.

3 버스를 탈 때 지불하던 토큰은 무엇일까요?

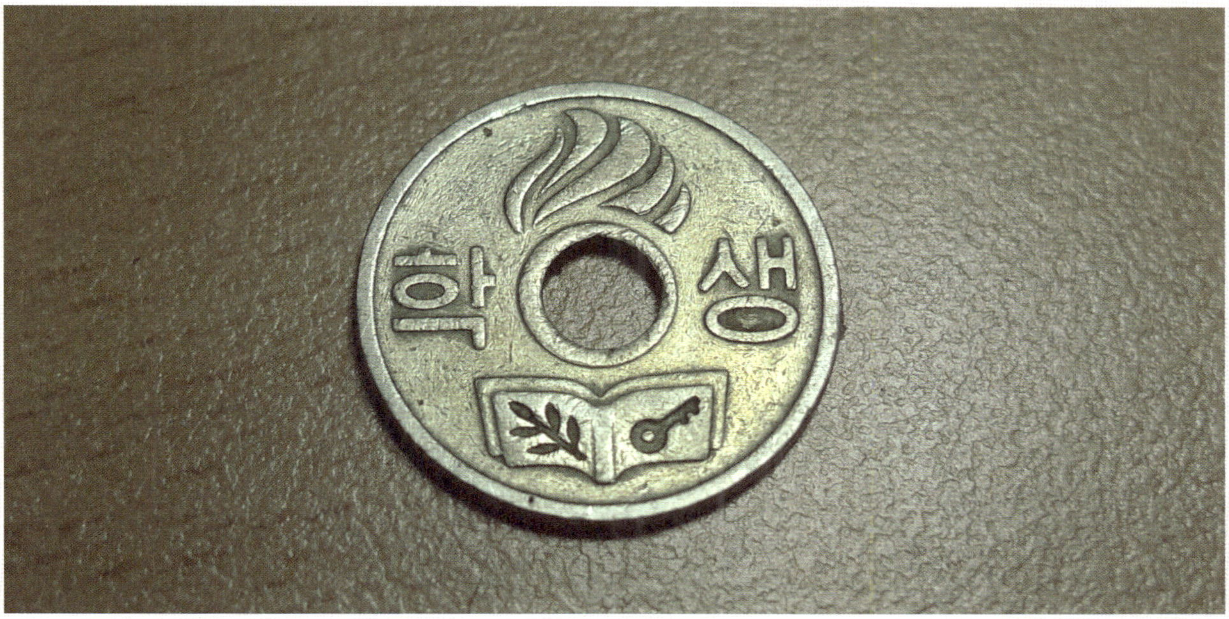

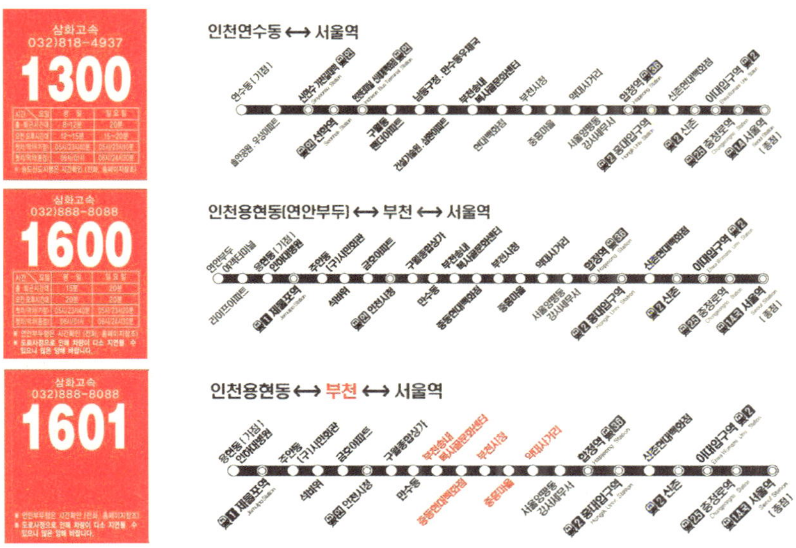

2 1950년대 버스에서 볼 수 없었던 것을 한 가지만 골라 보세요.

4 버스가 지나가는 길을 표시해둔 지도는 무엇일까요?

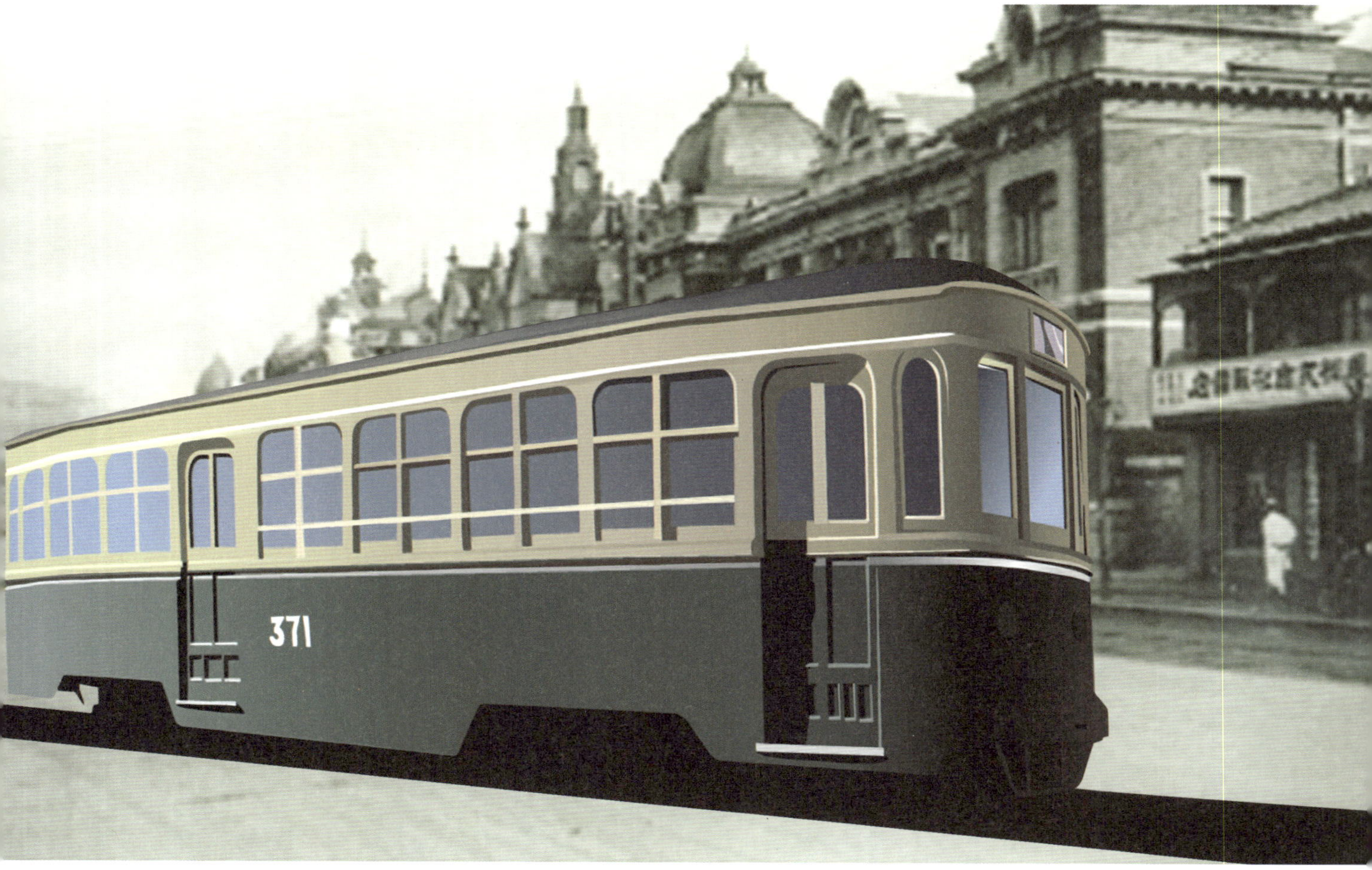
371

이야기해 보세요

- 무엇인지 아시겠어요?

  1970년대 까지 시내에서 볼 수 있었던 것으로 두 글자 단어인 '이것'은 무엇일까요?

- 전차를 타본 적이 있으세요?
- 어린 시절 주로 어디에 가기 위해 전차를 타셨나요?
- 전차의 종소리를 기억하세요? 어떤 소리였나요?
- 전차 안에는 어떤 내용의 광고문이나 안내문이 붙어있었나요?
- 먼 거리를 가기 위해 전차 외에 무엇을 타셨나요?
- 사진을 보고 떠오르는 생각을 자유롭게 말씀해 보세요.

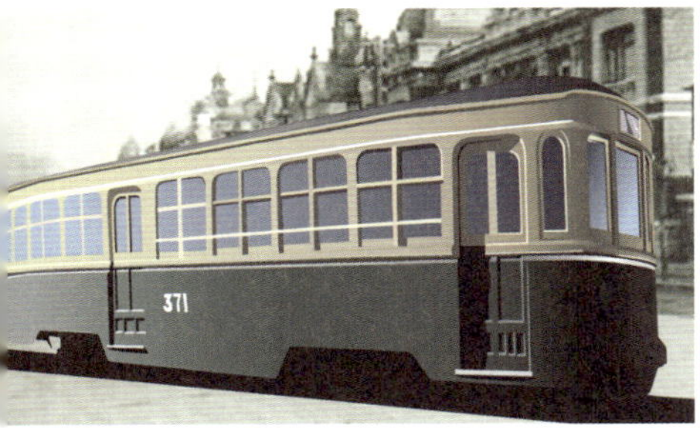

한번 해보세요

- 종이에 전차를 한번 그려보세요.
- 전차를 배경으로 한 은방울 자매의 '마포 종점'을 한번 불러보세요. 가사가 기억나지 않는다면 다음 장을 참고하세요.
- 집에 전차처럼 굴러갈 수 있는 물건이 있는지 찾아보세요.
- 지하철을 타고 여행을 해보세요.
- 주말에는 전차가 전시되어 있는 역사박물관을 한번 방문해보세요.

어린시절 자주 타고 다니던 전차의 모양을 그려보세요.

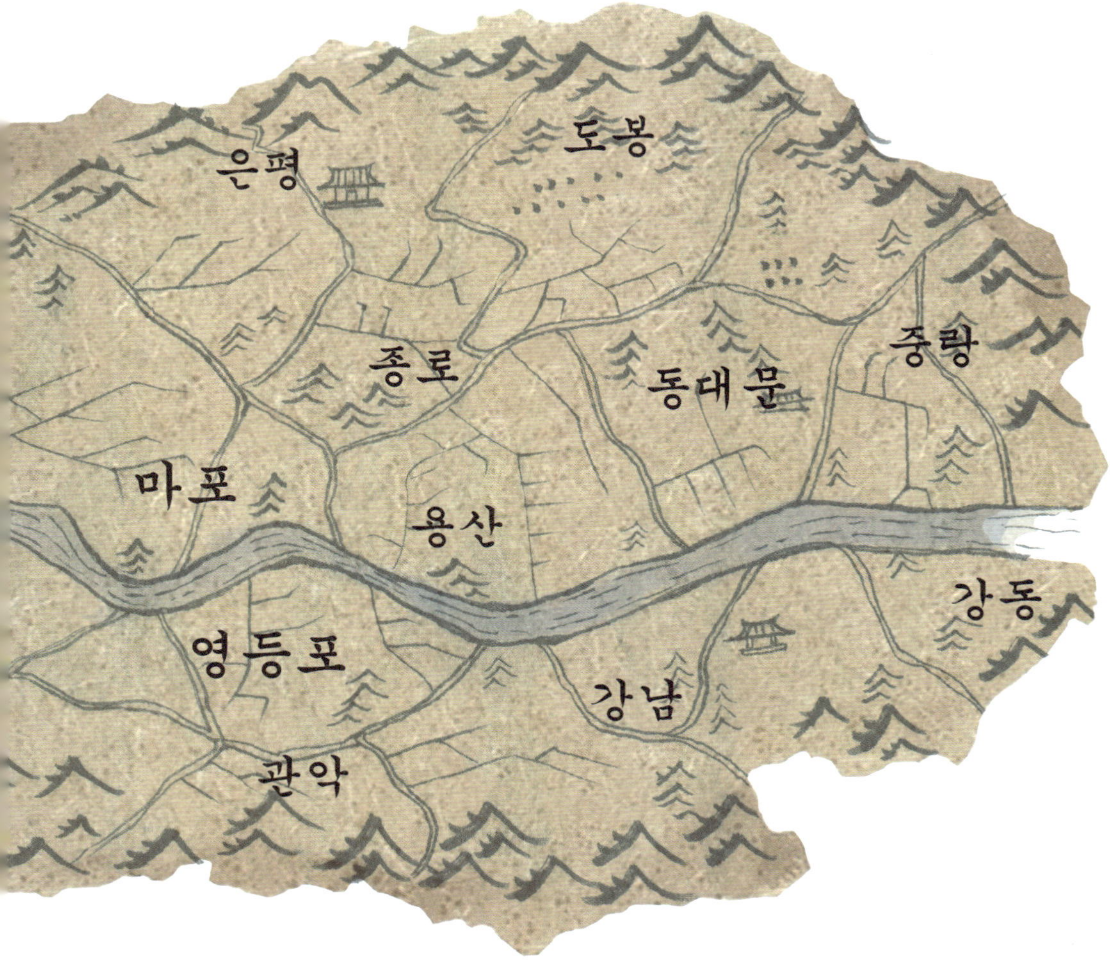

가요 마포종점을 부르며, '마포'와 '영등포'라는 단어가 나올 때마다 해당 지역을 손가락으로 짚어 보세요.

마포종점

밤 깊은 **마포**종점 갈 곳 없는 밤 전차
비에 젖어 너도 섰고 갈 곳 없는 나도 섰다
강건너 **영등포**에 불빛만 아련한데
돌아오지 않는 사람 기다린들 무엇하나
첫사랑 떠나간 종점 **마포**는 서글퍼라
저 멀리 당인리에 발전소도 잠든밤
하나 둘씩 불을 끄고 깊어가는 **마포**종점
여의도 비행장엔 불빛만 쓸쓸한데
돌아오지 않는 사람 생각한들 무엇하나
궂은 비 내리는 종점 **마포**는 서글퍼라

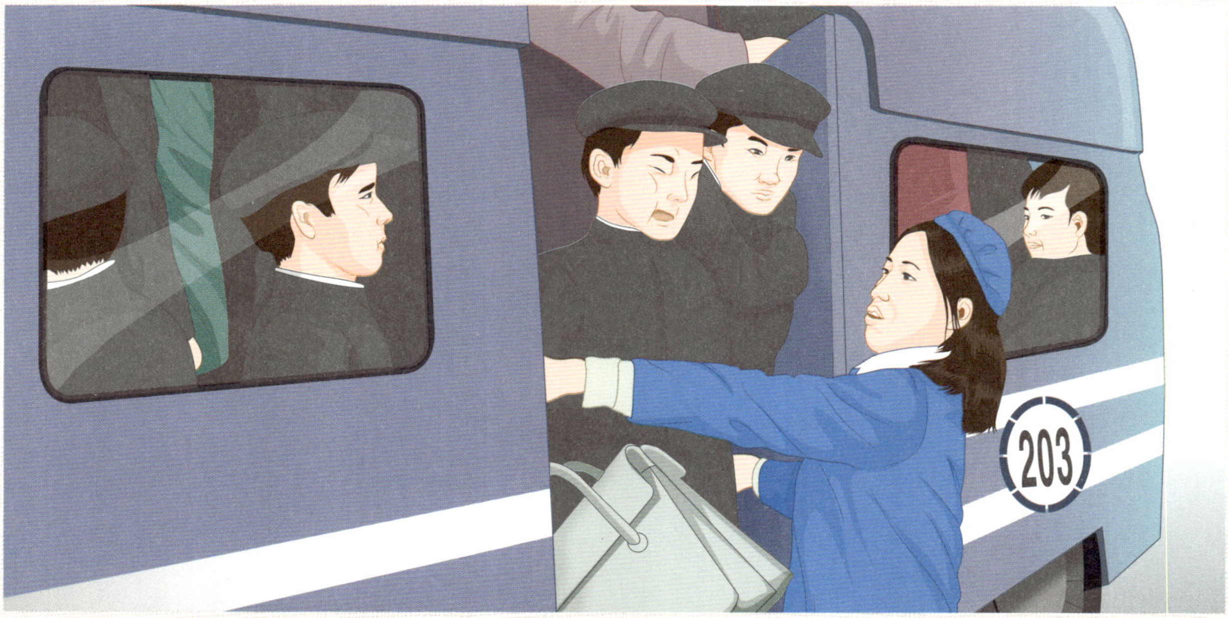

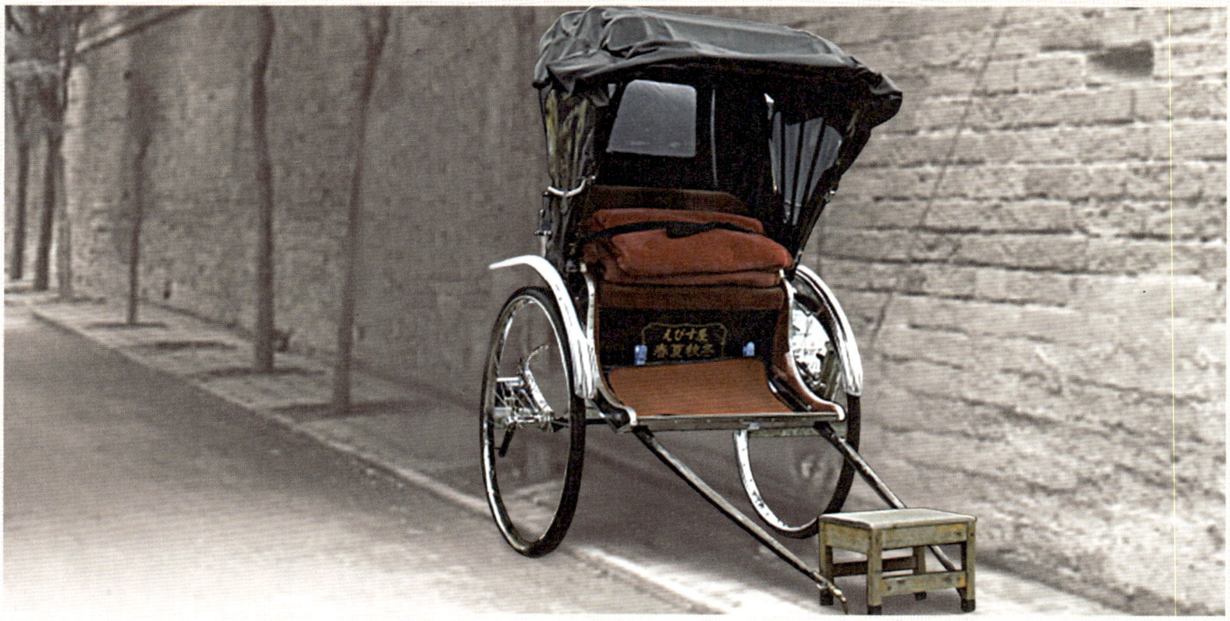

1 무엇인지 아시겠어요?
이름을 말씀해 보세요.

3 두 개 또는 세 개의 바퀴로 움직이는 것을 모두 골라 보세요.

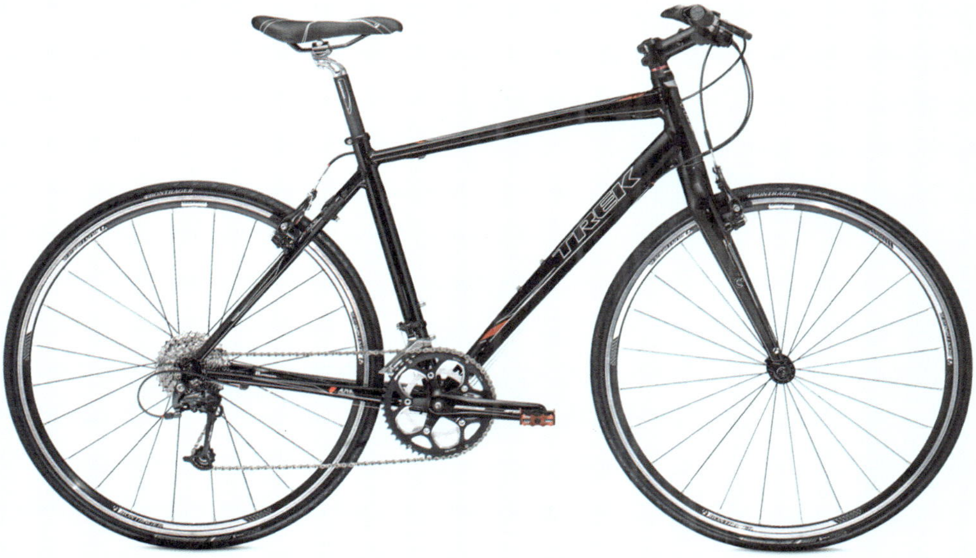

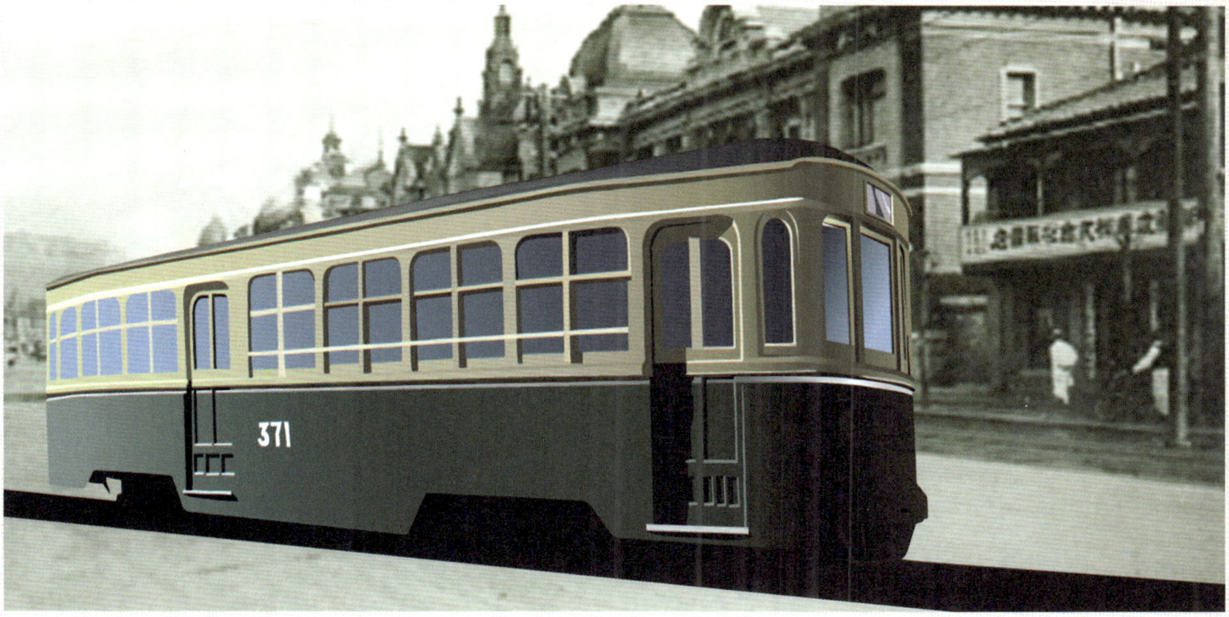

2 사람이 직접 힘을 이용하여 끌고 다니는 것을 모두 골라 보세요.

4 전기로 움직이는 것은 무엇일까요?

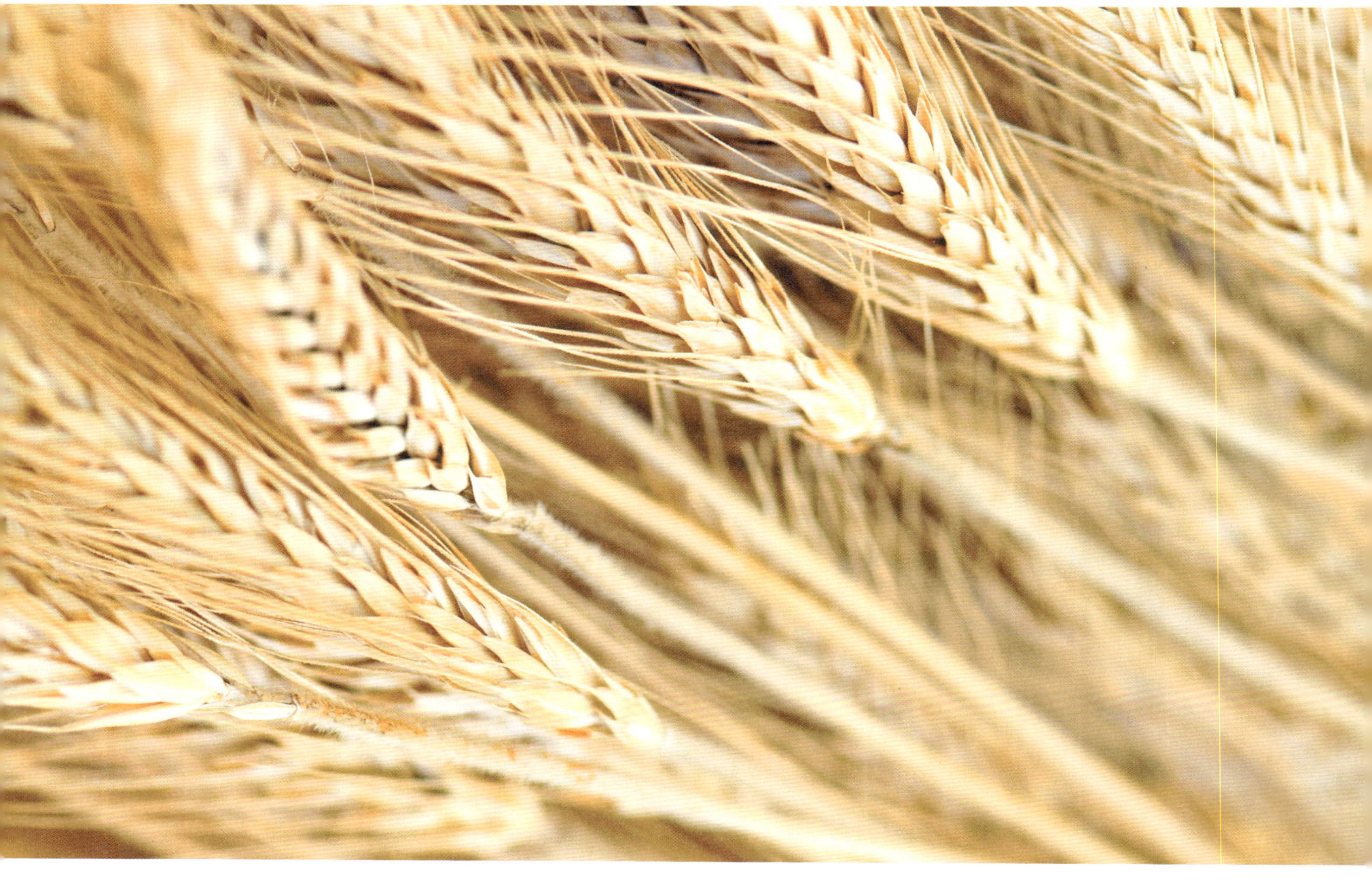

이야기해 보세요

- 무엇인지 아시겠어요?

  가을철에 볼 수 있는 것으로 한 글자 단어인 '이것'은 무엇일까요?

- 가을 바람에 넘실거리는 황금빛 들판을 본 적이 있으시죠?
- 노랗게 익은 벼를 직접 추수해본 적이 있으세요?
- 곡식을 추수할 때는 주로 어떤 기구를 사용하셨나요?
- 부모님을 도와 농사일을 한 후 새참을 드셔본 적이 있으세요?
- 곡식을 먹는 새들을 쫓아본 적이 있으세요?
- 사진을 보고 자유롭게 떠오르는 생각을 자유롭게 말씀해 보세요.

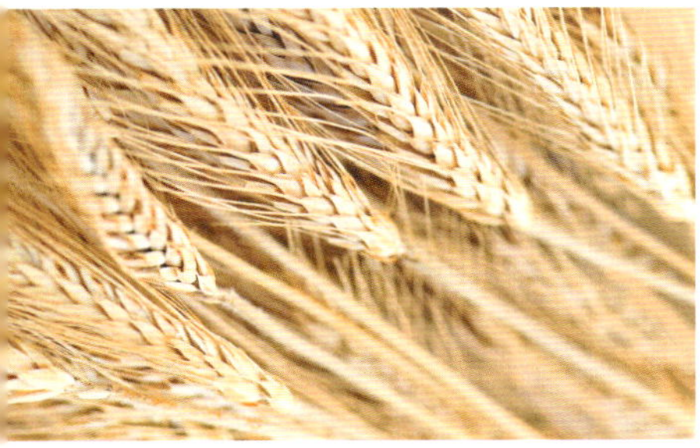

한번 해보세요

- 햅쌀로 맛있는 밥을 지어 보세요.
  물의 양을 얼마나 넣어야 가장 맛있는지 말씀해 보세요.

- 집에 있는 곡식(쌀, 보리, 콩)을 반 컵 씩 봉지에 담아 섞은 후, 종류별로 분류해 보세요.

- 집에 벼처럼 노란색인 물건이 있는지 찾아 보세요.

- 추수철에 사람들이 부르던 노래가 있다면 한번 불러 보세요.

- 주말에는 논이나 밭을 찾아가 보세요.
  어떤 농작물이 얼마나 자라고 있는지 살펴 보세요.

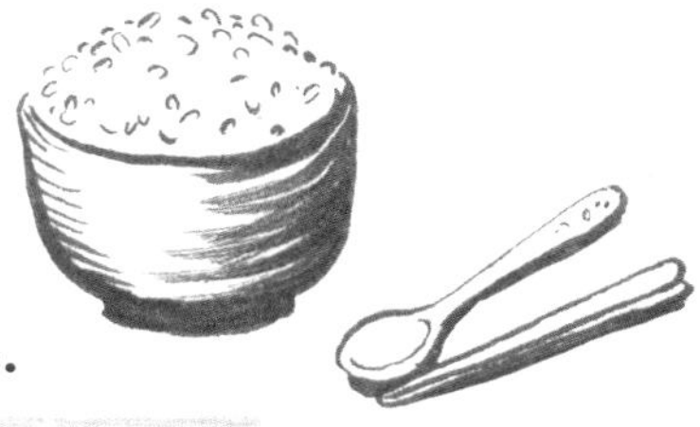

흰 쌀밥에 얽힌 추억이 있다면 적어보세요.

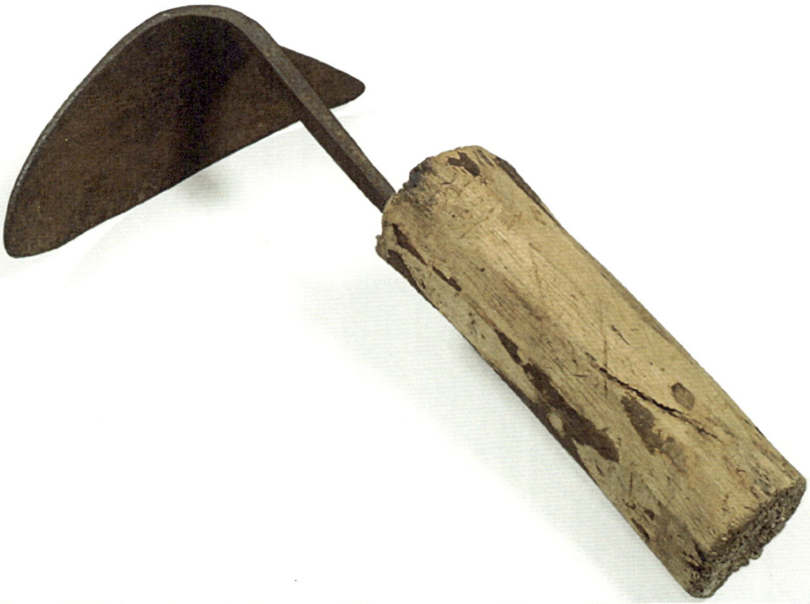

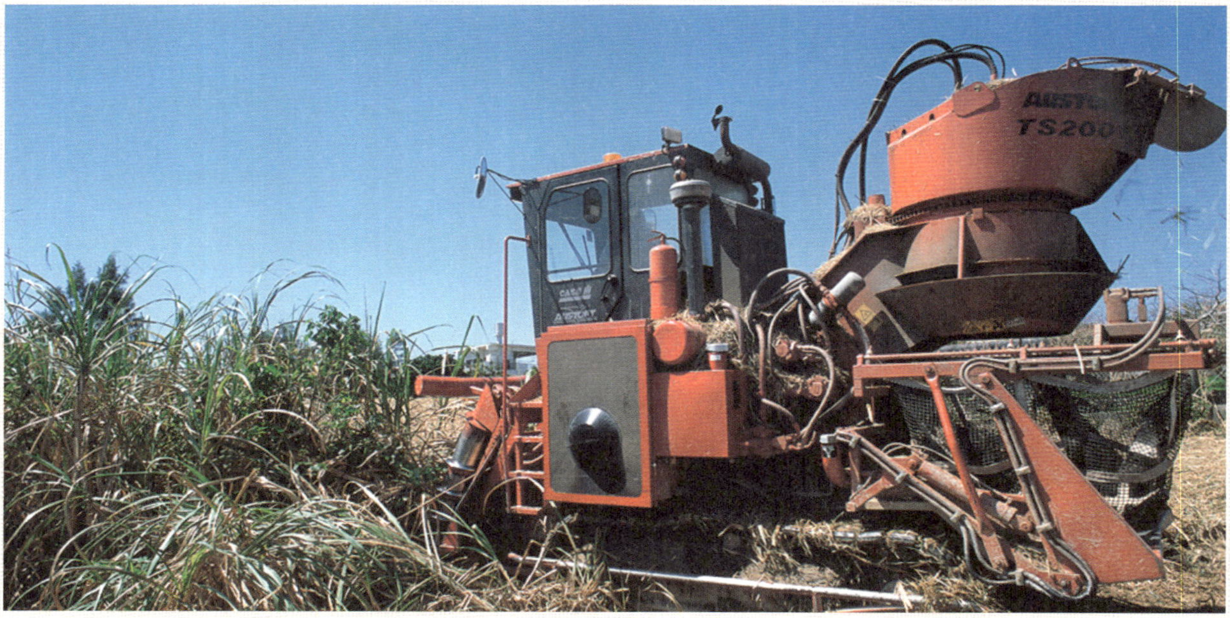

1 어떤 기구인지 아시겠어요?

기구의 이름을 말씀해 보세요.

3 칼날에 베이지 않도록 조심해야 하는 도구를 모두 골라 보세요.

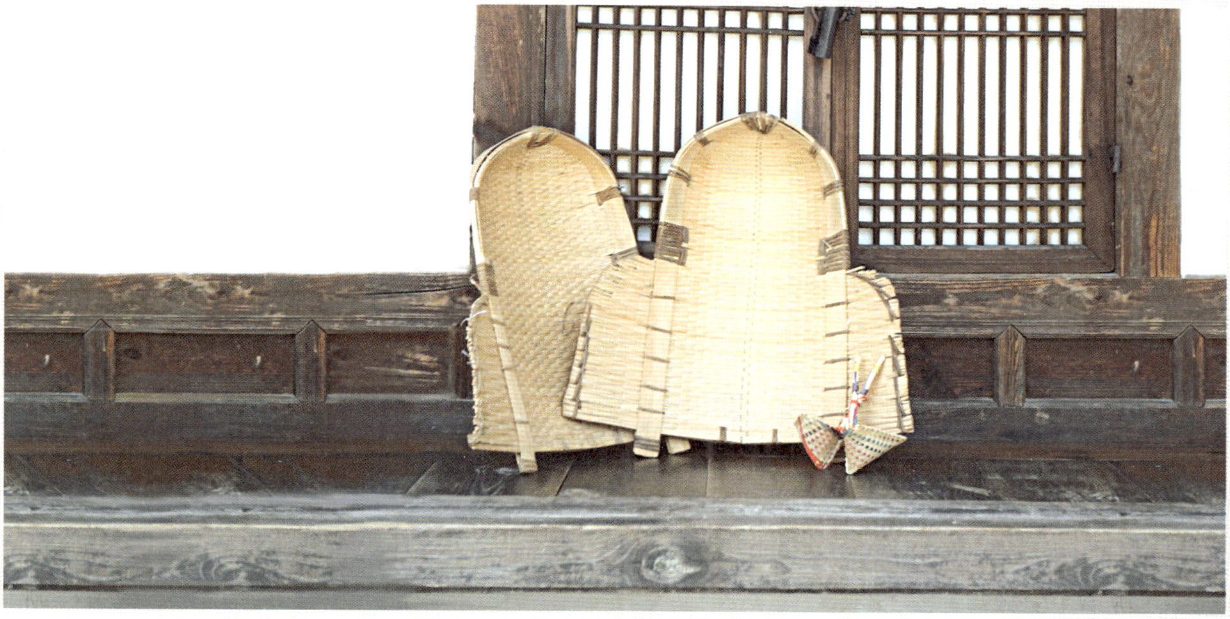

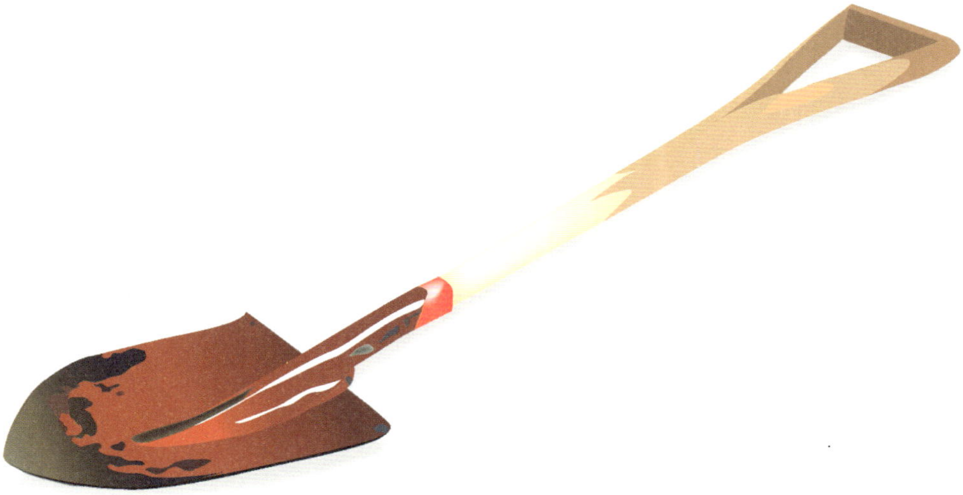

2 기구를 만드는 재료가 가장 다른 것을 한 가지만 골라 보세요.

4 최신식 농기구는 무엇일까요?

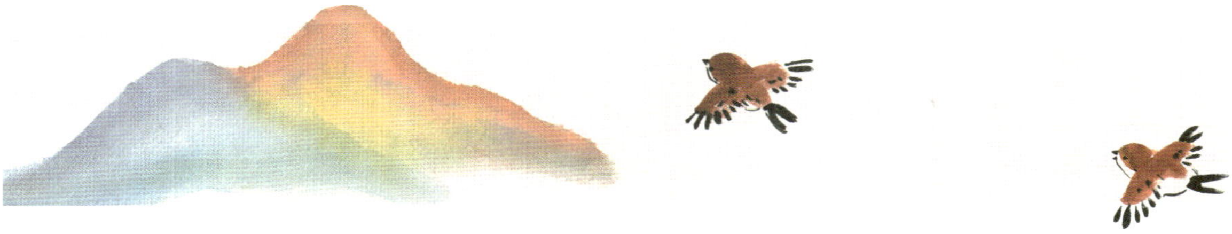

25 가을 산을 붉게 물들이는 단풍나무

1)

단풍나무	은행나무
소나무	벚꽃나무

2) 벚꽃나무
3) 소나무 잎–초록, 벚꽃나무 꽃잎–흰색,
은행나무 잎–노랑, 단풍잎–빨강
4) 소나무

31 아삭 아삭, 새콤 달콤, 붉은 사과

1)

참외	파인애플
포도	사과

2) 파인애플
3) 참외–노랗고 달콤한 맛, 사과–빨갛고 새콤달콤한 맛,
포도–검고 달콤한 맛, 파인애플–노랗고 초록인 달콤한 맛
4) 사과

39 88올림픽 마스코트! 호돌이

1)

마라톤	태권도
탁구	연날리기

2) 탁구
3) 마라톤
4) 연날리기

45 어디 한번 겨뤄볼까? 팔씨름

1)

제기차기	팽이치기
고무줄놀이	팔씨름

2) 팔씨름
3) 팽이치기, 팔씨름, 고무줄놀이
4) 고무줄놀이

---

51 추억의 학생 모자

1)

선캡(햇빛 가리개모자)	털모자
밀짚모자	학생모자

2) 선캡, 밀짚모자
3) 털모자
4) 학생모자

---

57 사연으로 가득했던 빨간 우체통

1)

우체국	소방서
경찰서	동사무소(주민센터)

2) 우체국
3) 소방서
4) 경찰서

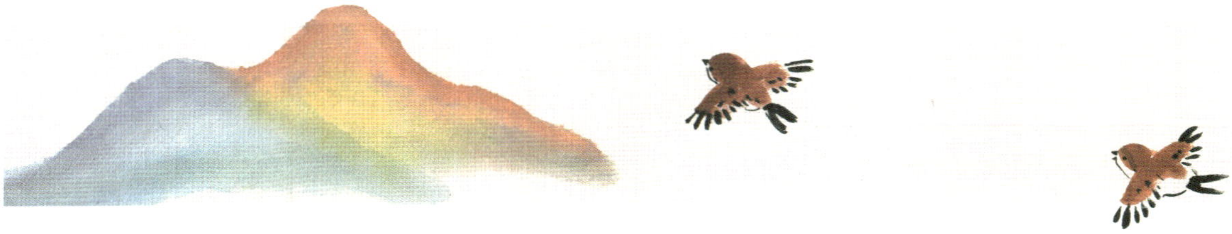

63 "아이구 매워!" 아궁이에 저녁 밥 불을 때며

1)

주전자	뽑기
놋그릇	솥

2) 뽑기
3) 주전자, 솥
4) 솥

---

69 눈물나게 매운 고추

1)

홍고추	고추나무
풋고추	말린 고추

2) 고추나무 → 풋고추 → 홍고추 → 마른고추
3) 홍고추 – 빨간색, 고추나무 – 초록색
풋고추 – 초록색, 말린 고추 – 빨간색
4) 마른고추

---

77 쟁반같이 둥근 보름달

1)

초승달	보름달
반달	그믐달

2) 보름달
3) 보름달 – 동그란 모양, 반달 – 동그란 원이 반 잘린모양
4) 초승달 → 반달 → 보름달 → 그믐달

83 송편, 빚어 보셨나요?

1)

송편	쑥떡
찹쌀떡	두부

2) 두부
3) 송편, 쑥떡, 찹쌀떡
4) 찹쌀떡

---

89 "쑥쑥 잘 자라거라" 돌잔치

1)

실	돈
노트북(컴퓨터)	붓

2) 돈
3) 실, 돈, 붓
4) 실

---

95 옹기종기 둘러앉아 공기놀이

1)

공기놀이	널뛰기
닭싸움	김장

2) 닭싸움
3) 공기놀이
4) 김장

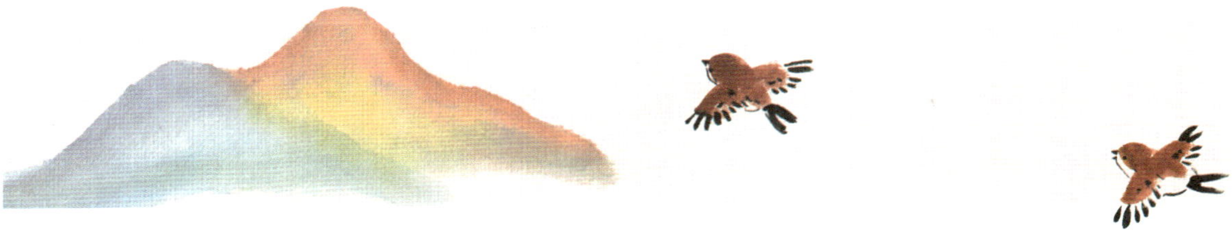

101 기억 나세요? (맨발의 청춘)

1)

모래시계	나훈아 앨범
돌아오지 않는 해병	맨발의 청춘

2) 모래시계
3) 드라마 – 모래시계, 영화 – 돌아오지 않는 해병, 맨발의 청춘, 노래 앨범 – 나훈아 사진
4) 돌아오지 않는 해병, 맨발의 청춘

---

107 고무신 짝꿍, 버선

1)

버선	무좀양말
양말	스타킹

2) 버선
3) 무좀양말
4) 스타킹

---

113 하나 둘 저녁상이 차려지던 부뚜막

1)

도마	국자
텔레비전	칼

2) 도마, 국자, 칼
3) 도마, 칼
4) 텔레비전

119 언약처럼 굳게 얽혀있던 청실홍실

1)

청실홍실	웨딩드레스
함진 아비	복조리

2) 복조리
3) 웨딩드레스
4) 함, 복조리

---

125 하늘하늘 코스모스, 가을이네요!

1)

화분	모종삽
분무기	커피잔

2) 화분, 모종삽, 분무기
3) 분무기
4) 모종삽

---

131 군밤 사~~려어!

1)

고구마	딸기
은행	밤

2) 고구마, 은행, 밤
3) 고구마, 은행, 밤
4) 은행, 밤

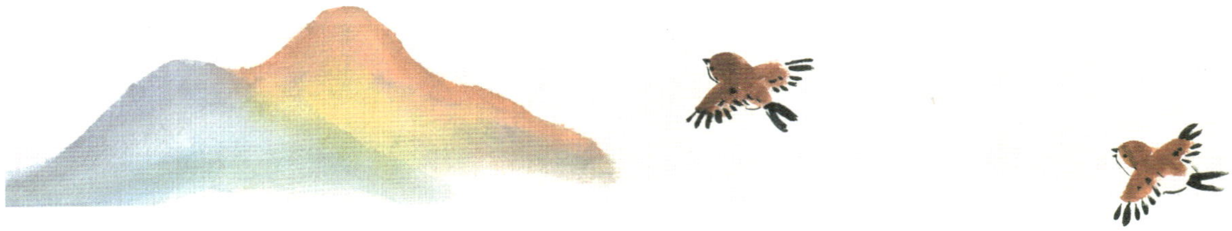

137 더도 말고 덜도 말고 한가위만 같아라

1)

송편	차례상
고드름	보름달

2) 고드름, 보름달
3) 고드름
4) 보름달

143 하늘로 높이 높이 그네

1)

그네	널뛰기
화투	배

2) 화투
3) 그네
4) 배

149 "커피 한 잔을 시켜놓고~~" 다방

1)

재봉틀	숟가락
커피잔	재떨이

2) 재봉틀
3) 숟가락, 커피잔
4) 재떨이

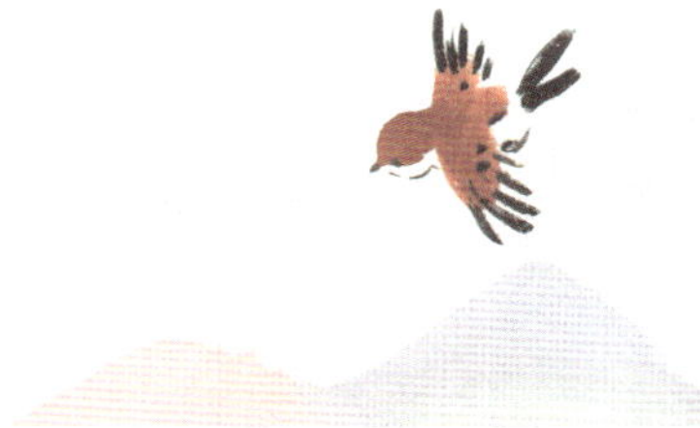

155 "오라이~!" 버스 안내양

1)

카드리더기	토큰
버스안내양(오라이언니)	버스노선도

2) 카드리더기
3) 토큰
4) 버스 노선도

163 느릿느릿 도심을 달리던 전차

1)

만원버스	자전거
인력거	전차

2) 자전거, 인력거
3) 자전거, 인력거
4) 전차

169 가을 들판 황금 물결

1)

낫	키
트랙터	삽

2) 키
3) 낫, 트랙터
4) 트랙터

가 · 을 · 의 · 추 · 억

할아버지, 방학마다 내려가면
담장옆 홍시를 장대로 따주셨지요.
뒷산선산에 올라 알이 굵은 밤만 주워도
광주리가 금새 다 채워졌잖아요.
시골집 저녁은 유독 깜깜했지만
할아버지가 해주시는
재미있는 이야기에 무섭지 않았어요.
가을의 맛을 알게 해주신 나의 할아버지.

기억의 끝자락까지 함께할 소중한 당신에게